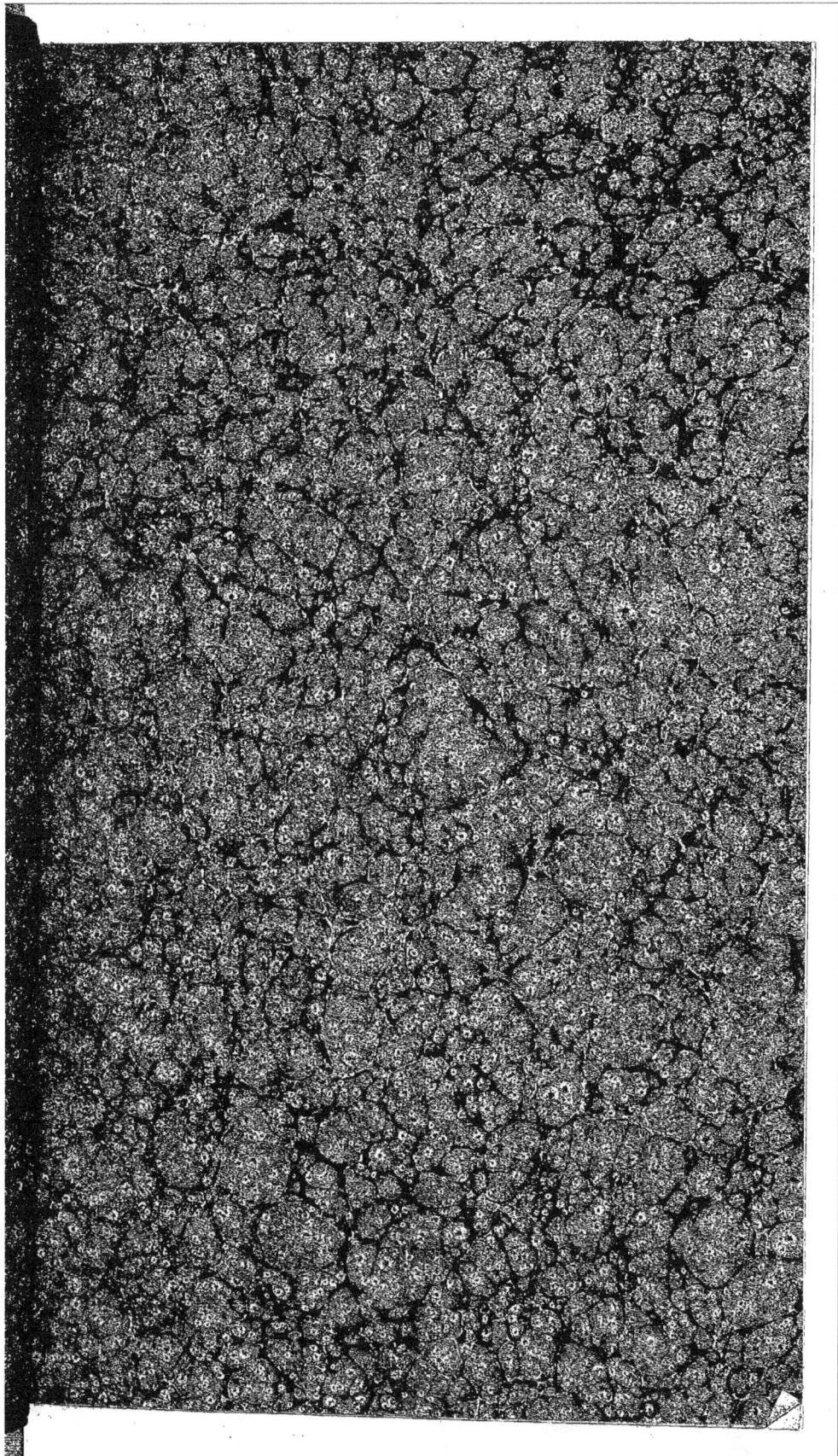

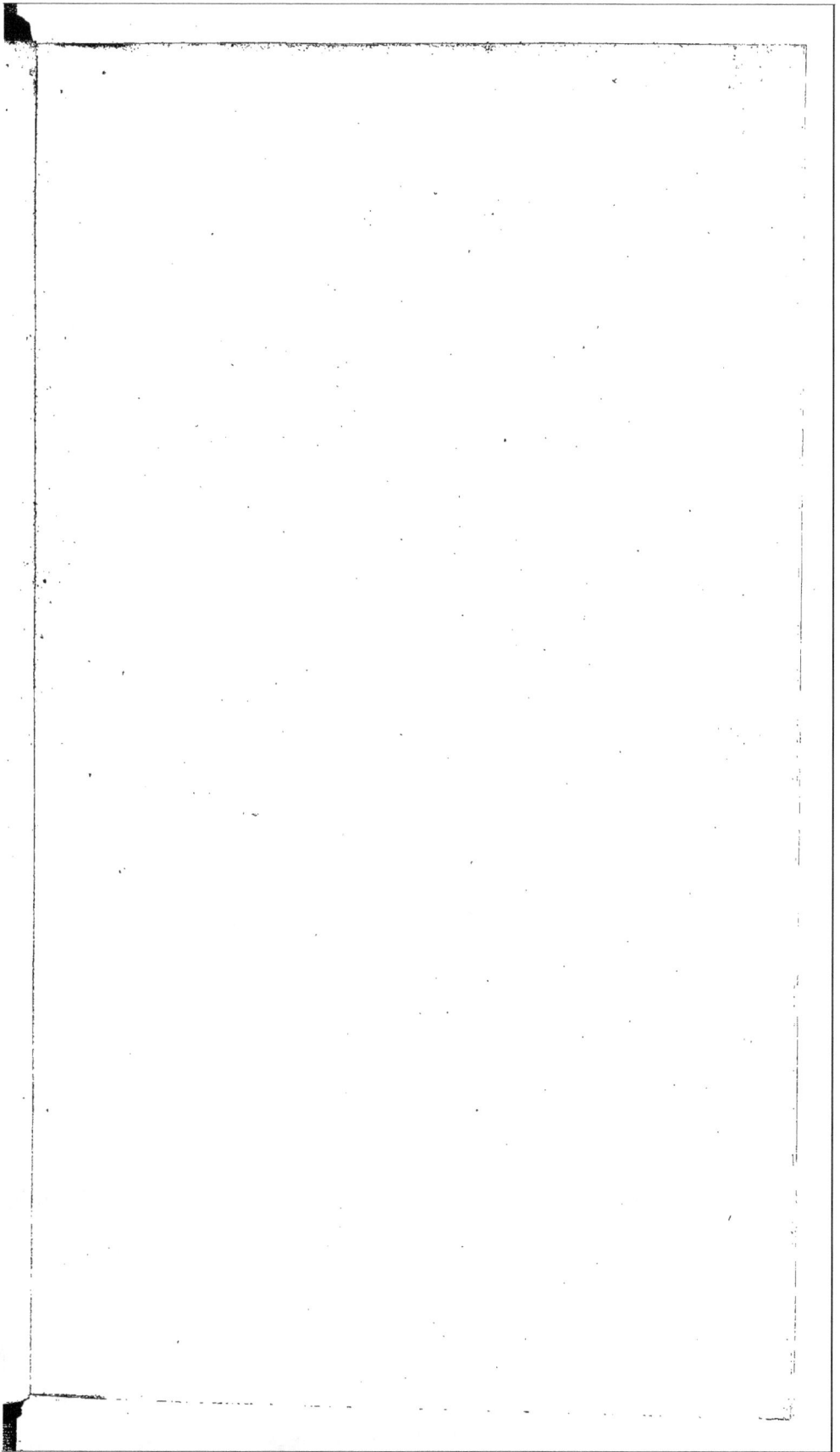

Te 134
30

MATIÈRE MÉDICALE PURE

PARIS. — IMP. SIMON RAÇON ET COMP., RUE D'ERFURTH, 1.

JOURNAL DE LA SOCIÉTÉ GALLICANE

DE

MÉDECINE HOMŒOPATHIQUE

MATIÈRE MÉDICALE

PURE

RECUEILLIE ET MISE EN ORDRE

PAR

LE DOCTEUR CH. J. DE MOOR

(D'ALOST)

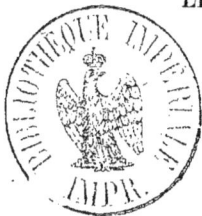

TOME II

PARIS

J. B. BAILLIÈRE et FILS,

LIBRAIRES DE L'ACADÉMIE IMPÉRIALE DE MÉDECINE,
Rue Hautefeuille, 19

Londres,　　　　　　**New-York,**
HIPPOLYTE BAILLIÈRE, 219, Regent-Street. | H. et C. BAILLIÈRE FRÈRES, 240, Broadway.
MADRID, C. BAILLY-BAILLIÈRE, 11, CALLE DEL PRINCIPE.

1859

MATIÈRE MÉDICALE

PURE

APIS MELLIFICA.

Abeille domestique. — Hyménoptères, de la famille des mellites.

L'abeille se trouve en France et dans plusieurs autres parties de l'Europe, où elle se nourrit du pollen et du nectar des fleurs. Elle est pourvue (à l'exception du mâle) d'un aiguillon creux, dont les blessures, souvent mortelles pour de faibles animaux, peuvent l'être même quelquefois pour l'homme, surtout lorsqu'elles sont multipliées. Elles causent, dans tous les cas, une douleur cuisante que suivent des accidents variés. Ce n'est point seulement, au reste, par la piqûre mécanique que l'aiguillon des abeilles produit la douleur que l'on ressent au moment où l'on est blessé par elles. Il n'est que le conducteur d'un venin qui est introduit dans la plaie en même temps que lui.

Ce venin coule par la rainure pratiquée au-dessous de deux lames du dard, et il est préparé par des canaux tortueux qui viennent se rendre à une petite vésicule dont le conduit excréteur aboutit à la base de l'aiguillon, entre les deux portions de l'étui, et qui jouit de la faculté de se contracter et de faire jaillir elle-même la liqueur lorsqu'elle est séparée du corps de l'animal et arrachée avec l'aiguillon.

Le venin de l'abeille se coagule et se dessèche par l'effet du contact de l'air ; mis sur la langue, il est d'abord un peu acerbe et d'une saveur styptique ; il ne rougit ni ne verdit les couleurs bleues végétales. Introduit sous la peau, avec la pointe d'une aiguille, il cause les mêmes accidents que ceux qui dépendent de la piqûre même de l'abeille. Ce venin paraît être analogue à celui de la vipère. L'eau salée est un des meilleurs topiques pour guérir les accidents des piqûres.

On prépare les dilutions en saisissant une abeille par le dos, avec le pouce et l'index ; ne pouvant vous piquer, elle tend son dard, au bout duquel apparaît bientôt une très-petite gouttelette de venin. On trempe tout de suite ce dard dans cent gouttes d'esprit-de-vin, on renouvelle dix ou douze fois cette opération, et chaque fois avec une autre abeille, et l'on a une 1re dilution, avec laquelle on prépare les dilutions suivantes. (Weber, *Codex des Méd.*, Paris, 1854, p. 171.)

Hering conseille encore de faire des triturations avec le venin, reçu sur des petits morceaux de sucre et de continuer ensuite d'après les règles indiquées par Hahnemann.

Les auteurs qui ont expérimenté l'apis se sont en général conformés aux prescriptions ci-dessus énoncées. Il en est cependant qui ont eu recours à d'autres préparations qu'il convient de citer ici :

1° *Apes præparatæ.* C'est une poudre d'abeilles desséchées, un véritable remède populaire qu'on prescrivit dans les hydropisies, la rétention des urines, surtout chez les chevaux et le bétail ; mélangée avec du miel, on s'en servit en onguent pour faire croître les cheveux ou les poils. Bonneville, Coxe, Neidhard.

2° *Apium trituratio.* Marcy. Les abeilles vivantes enfermées dans une bouteille close, tuées à une chaleur de 90° Fahrenheit et desséchées, sont triturées dans la proportion de cinq abeilles avec cent grains de sucre de lait. Les effets sont analogues à ceux de la trituration ; on l'administre dans les hydropisies.

Cette préparation n'est jamais pure, puisqu'elle contient toujours une assez grande quantité de matières fécales.

3° *Apium infusio.* Bienenthée. Remède populaire, prôné par Gordon, surtout contre la strangurie des femmes en couche, accompagnée d'inflammation de l'utérus et de la vessie. On met dans une théière une cinquantaine d'abeilles, sur lesquelles on verse de l'eau bouillante et qu'on laisse infuser, bien close, pendant une vingtaine de minutes; l'infusion doit être prise en une fois et chaude, car refroidie elle perd toute son efficacité. Quoique laissant beaucoup à désirer, elle est préférable à la précédente.

4° *Apium tinctura.* Humphreys. On met dans un vase des abeilles vivantes qu'on agite violemment; devenues furieuses par ces mouvements brusques répétés, elles déposent sur les parois leur venin, qu'on dissout ensuite dans une suffisante quantité d'alcool. C'est cette teinture qui a servi au plus grand nombre des expériences. Bigelow. — Dishop. — Greene. — Hering, *b.* — Th. — O. — Humphreys. — Hays. — Kellogg. — Wells.

5. *Apium reginæ tinctura.* Brauns.

6. *Virus apium.* Expérimenté par C. Hering, *a*, et Langstroth.

——————

SOURCES.

C. Hering, *Amerikanische Arzneipraefungen*, Leipzig, 1853, Bd. I, p. 172 et suivantes. Il rapporte tout ce qu'il a observé chez les personnes bien portantes et les malades à la suite de l'emploi du venin et de la teinture.

a. Par toute la quantité que verse une abeille, reçue sur la langue.

b. Chez une femme adulte, par la teinture de Humphreys, prise au moins douze fois, 30ᵉ, 3ᵉ et 2ᵉ dil.

Th. Chez une femme de trente ans, teint. 30ᵉ. — O. Chez une fille de quinze ans, teint. 30ᵉ.

F. HUMPHREYS, à Utika, dans les États de New-York, ibid.

BIGELOW expérimenta la teinture d'Humphreys, ibid. — BISHOP, ibid.; teinture d'Humphreys, ibid. — GREENE, même teinture, ibid. — HAYS, la teinture, ibid. — KELLOGG, la teinture, ibid. — WELLS, la teinture, ibid. — WASBURNE, ibid. — J. R. COXE, *Phil. Medical museum*, new series, vol. I, 1811, p. 150. — *Phil. Journ. of Homœop.*, vol. I, p. 86. — NEID-HARD expérimenta la teinture et la trituration d'un bourdon américain et administra tinct. Humphreys, *Amerik. Arzn.* — MULLER, à Calw, *Med. Correspondenzblatt de Wurtemb. Arzn.*, venins, Bd. IX, n° 3. — LANGSROTH, communications écrites à l'auteur sur le venin. — MARCY, *Amerik. Arzn.*; administra aux malades la trituration des abeilles desséchées. — TAFFT, ibid. — GARDINER, *Phil. Gaz. of homœop.*, vol. I, p. 83. — BARKER. — BLOEDE. — BERENS. — BONNEVILLE employa la trituration des abeilles desséchées. — WILLIAM HEL-MUTH. — KINDERMAN, le venin desséché. — MUNGER, E. A., à Waterville, *in Nord Amerik. hom. Journal*, n° 7, août 1852, p. 297. — RAUE. — ROBINSON, à Auburn. — SYDSERFF, *R. Treatise on bees*, Salisbury, 1792. — JAMES MEASE, *Am. Journ. of Med. sc.*, 1836, nov. — LELEWEL, *Geschicht. Polens.*, Wilna, 1824. — ZACUTUS LUSITANUS, *Pract. Med. admin.*, l. III, obs. 83. — HILDANUS, Cont. IV, obs. 78. — LANZONUS, obs. 188, t. II. — LONICERIN, *Krauterbuch*, 1703, p. 686. — TISSOT, 1763. — DESBRET, observations, *Journ. de méd.*, août 1765, p. 155. — *Gazette de Santé*, 1776, 45, p. 185. — AMOREUX, *Notice des insectes de la France réputés vénéneux*, Paris, 1789, p. 242. — GOETZE, *Allerlei*, Bd. I, II, 31. — SWAMMERDAM. — OKEN, *Naturgeschichte*, p. 1020. — CHAU-METON, *Dict. des Sciences méd.*, art. *Abeilles*. — THORLEY. — GMELIN, J. F., *Thiergifte*, p. 91. — ORFILA, *Toxicologie*, t. II, p. 572. — RÉAUMUR, *Académie des sciences*, 1719. — KOL-BANI, *Ub. d. Gifte in de Kuchen*, 1792. — BUCHNER, *Toxicologie*, 1827. — CHRISTISON, *Am. ed.*, 487. — KISBY, I, 131. — BRANDT, *Ratzeburg*, II, 198. — VOLKSBLAETTER, I, p. 29, 1835. — WIBMER, *Wirkungen*. — MARTINY, p. 362. — CHE-LIUS, *Traité de Chirurgie*, trad., Bruxelles, 1836, p. 75. —

Inland, 1829, jahrg. I. — *Biblioth. méd.*, 1819, VIII, 65. — *Cotton.*, p. 97. — Boston Galaxy. — Lawrence, *Chirurgische Vorlesungen*, 1830, *Med. Gaz.*, V, 582. — J. Bevau, *Honey bee*, p. 334. — Neumeister, *Allg. Repertorium*, jahrg. IV, cah. i, p. 42. — Wiley, *Public Ledger*, Philadelphia, 22 juin 1852. — Evening, *Bulletin*, Philadelphia, 9 août 1852. — N. A., *Quarterly*, VII, p. 185.

OBSERVATIONS.

Tous les paragraphes portant un astérisque (*) en tête sont des effets curatifs, c'est-à-dire des symptômes enlevés par l'administration de l'apis. — Le p qui se trouve à la suite de quelques symptômes indique qu'ils ont été annotés chez les malades et produits dans le courant du traitement par l'apis.

PHÉNOMENOLOGIE.

MORAL. * L'enfant est indifférent et refuse de jouer. 171.

* Abattement. 581.

* Abattement et fatigue, pendant la diarrhée. 604.

* Il se sent malheureux, puisqu'il ne peut s'occuper de rien. 31.

5. Angoisse, avec tension sur le vertex. 174.

Angoisse générale et détresse; piqûre. 43, Boston Galaxy.

Grande angoisse et excitation; il est obligé de se coucher pour se lever bientôt après; peu avant la mort. Piqûre. 39, J. Mease.

Il se couche, se lève bientôt et sort; mort après avoir fait quelques pas. Piqûre. 39, J. Mease.

L'angoisse, l'excitation et la crainte vont en augmentant jusqu'à la mort. Piqûre. 45, Lawrence.

10. * Les traits de la face expriment l'angoisse, chez un hydropique. 580.

* Découragement, désespoir, dans une angine de la gorge. 472.

Pressentiment de la mort; au bout de quelques minutes déjà il annonce qu'il croit que sa fin approche. Piqûre. 38, J. Mease.

Après quelques minutes, il dit qu'il est un homme mort. Piqûre. 40, J. Mease.

Il sent qu'il mourra bientôt, et meurt dix minutes après la piqûre. Piqûre. 45, Lawrence.

15. Elle se sent si drôle, qu'elle croit qu'elle mourra bientôt. Piqûre. 44, C. Hering.

Crainte de la mort; sensation comme s'il ne pouvait plus respirer. Bigelow.

Idées tristes avec désir de la mort, dans la matinée, le troisième jour. Th. Hering.

Elle pleure de tout. Bloede. Chez une malade.

Irritabilité; le cinquième et le sixième jour. Rien n'est d'après ses désirs, tout est contraire; le huitième jour. Humphreys, 2.

20. Grande mauvaise humeur, il prend tout en mal et s'emporte; il aurait voulu abattre un chien qui aboyait, etc. Tout le contrarie, rien ne se fait comme il le voudrait. Langstroth.

Découragement, avec grande faiblesse. 977.

Excitation, pendant la chaleur nocturne. 1106.

* Irritabilité de l'esprit, chez un sujet atteint d'hémorrhoïdes. 633.

Jamais elle n'a été aussi méchante qu'en ce moment; chez une femme d'un esprit tracassier. Chez une malade. Ch. Hering.

25. * Elle se fâche et s'emporte pour une niaiserie, pendant la menstruation. * 26, 1253.

* Prurit qui rend méchant. 1150.

Agitation nerveuse, elle ne savait où rester; ce qui la porte à pleurer. Piqûre. Langstroth.

Agitation de l'esprit, pendant une métrorrhagie. 717.

Agitation, elle court sans cesse d'une place à une autre. Bloede. Chez une malade.

30. Tendance à changer sans cesse de travail, il lui est impossible de s'occuper de quoi que ce soit; en même temps, embarras de la tête; le deuxième jour. C. Hering.

> *Remarque.* Inconstance de l'esprit, faiblesse de la volonté, s'observant fréquemment dans les diarrhées chroniques, et fermeté chez les personnes avec disposition à la constipation. C. Hering.

* Il change sans cesse, il ne se plaisait jamais une heure dans la même société, aime la variation en toutes choses, et de ce chef il se sent même malheureux, quoiqu'il présente une sérénité exagérée. Brauns.

* Activité excessive des femmes enceintes, la veille de la délivrance. Brauns.

* Étourderie morbide chez les jeunes filles, elles laissent tomber ou cassent tout ce qu'elles prennent en main, ce qui les fait rire, et elles oublient à l'instant même les remontrances qu'on leur fait. Brauns.

Gaieté excessive, elle dansait sans discontinuer; toute la journée il s'acquittait de son travail en dansant et en sautant; c'était la bienveillance personnifiée; il était incapable de marcher à pas lents, et riait du plus grand malheur comme si c'eût été une plaisanterie. Brauns.

35. Il se sent comme un oiseau dans les airs et fait de grands sauts, pendant les rêves. 1054.

* Rire excessif, chez une femme en couche. 725.

* Il rit de tout malheur. 34. * Elle rit de sa maladresse. 33.

* Sérénité exagérée. 31.

Douleur dans l'organe de la gaieté. 130. (Esprit caustique, de saillies.)

40. * Il marmotte pendant le sommeil. 530.

Marmottements et délires pendant la chaleur, chez des malades. 1103, 746.

* Délires avec afflux de sang pendant la menstruation. 1253.

* Délires violents, à la suite d'une scarlatine répercutée. 1237.

* Violents délires jusqu'à la rage. 1235.

45. Le cheval, par suite des piqûres reçues, devient comme furieux, il court la tête contre le mur, jusqu'à ce qu'il tombe mort. Piqûre.

* Les chevaux ruent. 958.

* Vertigo; ils prennent le mors aux dents; dans deux cas. Brauns.

* Vertigo, chez les chevaux. Brauns.

* Rivalité morbide avec accès de fureur, chez des femmes. Brauns.

50. Douleur dans l'organe de la causalité, de la comparaison, de l'idéalité. 132.

Non disposé aux travaux de l'esprit. Wells, Humphreys.

Sentiment plein de tourments dans la tête, pendant lequel il est complétement inapte aux travaux intellectuels. Langstroth.

* Sensation indescriptible qui abat et enlève la faculté de penser. 604.

* Il se sent incapable de fixer ses idées sur un objet quelconque. 604.

55. * Oubli de toute remontrance, de suite. 33.

* Elle est maladroite et brise tout. 33.

Stupidité dans la tête, au point qu'elle ne savait pas ce qu'elle voulait faire, comme si elle n'avait point de volonté. C. Hering.

Tête émoussée et comme si elle était comprimée. Bombus, Neidhard.

Il perdit les facultés de l'esprit et vécut pendant plusieurs années dans un état de véritable idiotisme. Hornisse. Piqûre. J. Bevau.

TÊTE. 60. Vertige, parfois très-intense, plus violent en étant assis qu'en marchant, mais porté au plus haut degré en se couchant et en fermant les yeux. Pendant plusieurs jours, après quelques fortes doses. Humphreys.

Il a des tournoiements et des défaillances, en étant debout. 1105.

Tournoiement dans la tête, avec faiblesse. 1015.

En se baissant, obscurcissement devant les yeux, l'après-dînée; le quatrième jour. Th., C. Hering.

Obscurcissement devant les yeux. 795.

65. Vertige et malaise, par accès; le cinquième jour et encore la deuxième semaine. O., C. Hering.

Il tombe.

Vertige pendant le mal de tête, le soir, après avoir dormi. 158.

Vertige et pression dans le front, après avoir éternué. 319.

Vertige avec serrement dans la tête. 136.

70. Serrement dans la tête. Piqûre. Brandt.

Tête entreprise et obstrubilée; le premier jour. Humphreys.

Trouble dans la tête, avec douleur dans le front. 135.

Embarras de la tête, pendant les douleurs. 135.

Trouble dans la tête et léger embarras. Humphreys.

75. Tête embarrassée et vide. Langstroth.

Embarras sourd sur les deux côtés du front, depuis le bord sus-orbitaire jusqu'aux bosses frontales, quinze minutes après la prise, pendant deux heures, disparaissant après le déjeuner. Kinderman.

Tête entreprise, avec regard incertain. 30.

Vertige dans la tête, toute la journée; le deuxième jour. O., C. Hering.

Trouble dans la tête. 1069.

80. Trouble, somnolence et mal de tête. 123.

Stupidité dans la tête. 57.

Il tombe par terre et mourut après quelques instants. Piqûre. Besbret.

Il ne reconnaissait plus rien de ce qui l'environnait. Piqûre. J. Mease.

Il est plongé dans un état d'insensibilité complète, après quinze minutes; cinq minutes avant la mort. Piqûre. Boston, Galaxy.

85. Le thé d'abeilles agit comme un narcotique. Gordon.

La tête est comme trop pleine, comme s'il y avait trop de sang; pesanteur, pression et quelquefois un afflux de sang subit vers la tête; il ne souffre point que les portes restent fermées. Langstroth.

Congestion de sang vers la tête. 145.

* Sensation d'un violent afflux de sang vers la tête. Bishop.

* Afflux de sang vers la tête, dans le cas d'une scarlatine répercutée. 1237.

90. * Congestion de sang vers la tête jusqu'au délire, dans une aménorrhée. 1253.

La tête lui semble trop volumineuse, tuméfiée, de sorte qu'elle se mire, sans le vouloir, dans la glace. Piqûre. C. Hering.

Elle se sent comme si la tête était trop grosse, avec mal de gorge, chez une malade. C. Hering.

Pesanteur et pression dans la tête, une heure après avoir pris une goutte, 3e; pendant trois et quatre jours. Wells.

Lourdeur de la tête. 123.

95. Mal de tête pressif sourd en se levant, jusqu'à trois heures de l'après-dînée; le deuxième jour. Wells.

Mal de tête dépressif, dans une chambre chaude, en lisant. Bigelow.

Mal de tête, aggravé en lisant, dans la chambre chaude. Langstroth.

Sensation de surdité dans le front en travers, au-dessus des yeux; le troisième jour. Kellogg.

Douleur sourde de pesanteur dans le front et aux côtés, améliorée en comprimant la tête avec les mains. Piqûre. Raue.

100. Douleur sourde sur toute la tête, que la pression diminue. William Helmuth.

Pression sourde en haut dans le front, comme s'il allait crever, s'étendant jusque dans les tempes. Wells, Langstroth.

Pression sourde dans la tête, en se levant après avoir été couché ou assis. Langstroth.

Violente pression à gauche et en haut dans la tête, profondément en dedans en mettant ses bottes; après une heure;

l'après-dînée, une douleur sur une petite place, à l'intérieur, dans l'angle antérieur gauche de la tête, en haut au-dessus de l'extrémité externe du sourcil gauche, pendant toute la journée; aggravée en toussant. Après plusieurs jours. *a*, C. Hering.

Violente douleur pressive dans le front et les tempes; pendant plusieurs jours. Humphreys.

Pression dans le front avec vertige; de suite. 319.

105. * Violente pression dans le front et la tempe (comme le numéro 104), *soulagée en comprimant la tête avec les mains* (comme le numéro 146), dans plusieurs cas. Humphreys.

Comprimer la tête avec les mains soulage le mal de tête. Piqûre. Raue, Comp., 99, 120, 138, 146, 148, * 153, etc.

Douleur de compression dans la tête. 58.

Plénitude et serrement dans la tête et l'estomac. Bombus, Neidhard.

Violent mal de tête, le plus souvent borné sur le front en dedans, avec chaleur; le deuxième jour. Bigelow.

110. Mal de tête et frisson, le soir, de huit à dix heures, avec léger mal de tête. La douleur se fait sentir dans le front, d'abord à gauche, puis à droite, puis alternativement, ensuite sur le vertex à droite, qui est sensible à l'extérieur, de là elle s'étend dans les tempes pour revenir à la fin au front; le deuxième jour. Le troisième jour, le matin, douleur dans le front à gauche. Th., C. Hering.

Mal de tête à gauche dans le front, avec quelques élancements au-dessous de l'oreille gauche, larmoiement de l'œil gauche, frissonnement, bâillement et léger mal de ventre dans la région ombilicale, le soir; le huitième jour. Th., C. Hering.

Mal de tête à gauche dans le front avec larmoiement. 254.

Céphalalgie frontale. 109. Élancement. 127.

* Douleurs dans le front et dans le globe des yeux. 604.

115. * Violentes douleurs dans le front précédées de mal de gorge. 472.

Céphalalgie sourde, tensive, lourde, *au-dessus des yeux*, avec douleur à travers le globe oculaire, pendant dix minutes; dans les trois expériences. Humphreys.

Douleur dans les arcades sourcilières. William Helmuth.

Céphalalgie au-dessus des yeux. 98.

Douleur de plaie autour des orbites, comme dans les os, après chaque piqûre. Piqûre. Raue.

120. La tête est entreprise et hébétée avec douleur pressive continuelle *autour et au-dessus des yeux*, que la pression avec les mains diminue un peu. Langstroth.

* Céphalalgie semi-latérale, à gauche, au-dessus et dans l'œil, et dans tout le côté avec rougeur et tuméfaction œdémateuse de la joue, nausées et vomissements. F. D.

* Céphalalgie semi-latérale droite jusque dans l'œil, qu'il est obligé de tenir fermé; la douleur est très-violente, commence à dix ou onze heures de la matinée et persiste jusqu'à la nuit. Humphreys.

Douleur légère dans la tempe gauche, après cinq minutes. Humphreys.

Douleur pressive sourde dans la tempe droite, le matin, au réveil, se dirigeant bientôt vers la tempe gauche; le premier jour. Wells.

Douleurs dans les deux tempes, toute la tête est lourde, avec somnolence et hébétement; après une heure. O., C. Hering.

Violente douleur aiguë dans la tempe gauche. Humphreys.

125. Élancement dans la tempe gauche, le soir du seizième jour. Th., C. Hering.

Élancements dans le front et dans les tempes. William Helmuth.

* Douleurs lancinantes aiguës dans les tempes et le front. Bishop.

Mal de tête, par secousses isolées, partant des tempes vers le milieu du front; en même temps, sensibilité de l'extérieur de la tête à l'attouchement; elle augmente à dix heures du matin, les yeux brûlent et le nez démange; le deuxième jour et le sixième jusqu'au dixième. O., C. Hering.

Douleurs térébrantes dans les tempes, par accès, pendant plusieurs jours; chaque accès ne dure que quelques minutes; elles commencent le troisième jour (après trois doses de la 5ᵉ, prises le matin). Wells.

130. Douleurs térébrantes dans les tempes, tous les matins au réveil, pendant trois jours. Wells.

Battement douloureux dans les tempes. Bishop. Battement et ardeur douloureuse dans les tempes. 145.

Violentes douleurs pénétrantes à travers la tempe et dans les organes des causes, de la comparaison, de la causticité et de l'idéalité. Bigelow.

Sensation dans les tempes comme si elles allaient éclater. 101. Serrement, 104, 1072.

* Violente douleur dans la tempe, pendant une inflammation de la gorge. 471.

135. *Douleur* très-désagréable *dans le front*, avec *embarras* et confusion; le premier jour. Humphreys.

Douleur de serrement dans le front, avec vertiges après avoir éternué; de suite. Humphreys. 519.

Sur le côté gauche de la tête, douleur tensive, tiraillante. Langstroth. Tension partant de la nuque. 838.

Violente douleur sourde, comme d'un fardeau, dans la bosse pariétale droite, comme si on enfonçait l'os, la pression ne soulage pas; de suite. William Helmuth.

Douleur au vertex; le soir. 110.

140. Une sorte de poids et de plénitude dans le front. Bigelow. Pesanteur et plénitude dans le vertex. Langstroth, Comp., 141.

Douleur sourde dans l'occiput. Hays.

Douleur dans l'occiput qui augmente en secouant la tête. Hays, Humphreys.

Pression dans l'occiput; de suite. Humphreys.

Plénitude et pesanteur dans l'occiput. Humphreys.

145. Très-violent mal de tête et sensation d'une forte pression, comme par afflux de sang vers la tête, avec battement et ardeur douloureuse dans les tempes, rougeur et douleur de gerçure dans les yeux. Chez un malade. Bishop.

Ardeur et battement dans la tête, augmentés par le mouvement et en se baissant, que la compression avec les mains apaise pour un instant; en même temps, çà et là, transpiration; pendant plusieurs heures. Bigelow.

II.

2

Chaleur dans le front, pendant le mal de tête. 109.

Battement dans la tête, aggravé par le mouvement et en se baissant, soulagé pour quelque temps en la comprimant avec les mains. Langstroth.

Violent tiraillement sur toute la tête. William Helmuth.

150. Maux de tête. Piqûre. Tissot.

* Accès de maux de tête. Bishop.

* Migraine avec une faiblesse extraordinaire, qui semble prendre son origine dans les centres ganglionnaires. Kellogg.

* Accès de maux de tête ; douleurs dans le front et surtout dans les tempes, ou dans toute la partie antérieure de la tête, avec *tendance à la comprimer avec les mains*, gémissements, jactation, et fréquemment aussi accompagnés de vomissements. Les accès se déclarent après des travaux intellectuels ou un grand effort corporel. Apis les abrége beaucoup et les prévient. Humphreys.

* Mal de tête chronique des personnes nerveuses ; violente douleur dans le front et les tempes, quelquefois jusque dans les yeux, avec vertiges, malaise et vomissements ; elle est obligée de baisser la tête et de fermer les yeux. Humphreys.

155. * Maux de tête excessifs, par accès, avec sensibilité à la lumière et au bruit, avec dépression des fonctions digestives et fétidité horrible de la bouche ; administré à deux reprises, il guérit au bout de quatre jours. Berens.

* Névralgies gastriques, bilieuses, abdominales, surtout les hémicrânies. Berens.

* Il est d'un grand secours dans les affections rhumatismales des constitutions gastrico-bilieuses, sujettes aux névralgies, contre les maux de tête et en diminue la prédisposition. Berens.

MAL DE TÊTE AVEC VERTIGE. Vertige. 319. Après s'être endormi, le soir, sur le sofa ; le deuxième jour. O., C. Hering.

Chaleur. 109. Chaleur à la face et frissonnement, le soir. 1082. Chaleur et troubles de la respiration. 754.

160. Chaleur avec mal de dents. 110, 395, 396.

Douleur dans la tête qui provient de la gencive. 373.

Fermer les mâchoires, pendant les maux de tête, résonne dans la tête. 1083.

Avec renvois. 498.

Avec diarrhée et diminuant quand elle se prolonge. 999.

165. Les règles étant supprimées. * 556, 1253.

En toussant, par secousses isolées, toute la soirée; le premier jour. *a*, C. Hering.

Mal de tête, augmenté en toussant. 103, 737, 738.

Grande angoisse dans la tête avec gonflement du visage. Piqûre. Langstroth.

Gonflement inflammatoire avec vulsions, tellement violent, qu'on appréhende une attaque d'apoplexie. Piqûre. J. R. Coxe.

170. Tout le cerveau lui semble las, engourdi et fourmillant, sensation qu'elle éprouve en même temps dans les deux bras, mais surtout dans le gauche et dans la jambe gauche, depuis le genou jusque dans le pied. 2, *b*, C. Hering.

* Hydrocéphalie imminente. Depuis des semaines, somnolence, paresse, indifférence; la nuit, sommeil interrompu par des rêves; le matin, sommeil profond, au point qu'on doive la secouer pour la réveiller; lassitude excessive et relâchement; pâleur de la face, urine en petite quantité, selle retardée; *quelques taches à peine appréciables à la nuque et au front sans élévation ni dureté, qui ressemblent à l'urticaire de la mère.* Chez une petite fille de huit ans. Apis soulage de suite et guérit en peu de temps. Bishop.

Tiraillement tensif dans le cuir chevelu, le long du front. 974.

Violent tiraillement partant de la nuque, derrière l'oreille gauche, s'irradiant sur tout le côté gauche de la tête. Langstroth et 838.

Tension dans le cuir chevelu, sur le vertex, comme si tout y était violemment distendu, non douloureux, mais accompagnée de grande angoisse. Chez un malade. R., C. Hering.

175. La tête lui semble trop volumineuse. Piqûre. C. Hering.

Gonflement de la tête. Piqûre. 510, *Bibl. méd.*, 1819, t. LXV.

Sensibilité au toucher, 128; vers le sommet du front. 110.

Élancement brûlant à la tête. 844.

Prurit au cuir chevelu, l'après-dînée; le troisième jour. Th., C. Hering.

180. Prurit à la tête. Hummel, 1141.

Picotement dans le front, 1142; éruption ortiée, 1220; * taches d'urticaire. 171.

Des poils blancs poussent sur toutes les piqûres, aux oreilles et en d'autres parties, chez un cheval. C. Hering.

Chute des cheveux tant que dure l'expérimentation. Humphreys.

* Les abeilles desséchées employées en frictions sur les parties où les cheveux tombent en favorisent le retour. Schroeder, *Arzneischatz*, 1693.

185. Il est un fait avéré que la poudre des abeilles desséchées ou réduites en cendres, employée en friction, seule ou mélangée avec du miel, sur les parties du corps humain privées de poils, les y fait croître en suffisante quantité. Merklein Thierbuch, 1739.

La poudre d'abeilles desséchées fait renaître les cheveux quand on les emploie en frictions sur les parties où il n'en existe plus. Lesser (*Insectotheologie*, 1740.)

* La poudre d'abeilles avec du miel fait croître les cheveux. *Pharm. Edinb.*; Lewi's *Mat. med.*, 1768.

YEUX. Sensibilité des yeux à la lumière, 191, 257, 265; avec mal de tête, * 155; avec rougeur des yeux; 232.

* Il ne supporte point la lumière, dans un cas d'ophthalmie. 236.

190. * Il a les yeux constamment fermés; la lumière est insupportable. 237.

Faiblesse des yeux, pendant plusieurs jours; le contact de la lumière est douloureux et pénible. Humphreys.

Les yeux sont faibles, le sujet craint de les exercer; dès qu'il s'efforce de fixer un objet, ils deviennent douloureux et malades. Ce n'est que le dixième ou le douzième jour qu'ils reprennent la force dont ils jouissaient antérieurement. Chez un individu qui avait souffert de cet état et en souffrait en core, mais qui disparut après avoir employé apis. Humpheys.

Faiblesse de la vue avec sensation de plénitude des yeux. Langstroth.

Il est obligé de déposer ses lunettes (chez un myope). 220.

195. * Vision entreprise, dans un cas d'ophthalmie. 238.

* Trouble de la vue. 236.

Sensation comme de tournoiement devant les yeux, avec vision pénible, pour quelques instants seulement. Bigelow.

Tout devient mobile devant les yeux. 63, 795.

Tendance à fermer les yeux. 223.

200. Les vertiges deviennent plus intenses en fermant les yeux. 60.

* Conforterait les yeux. Des abeilles mortes dans le miel. Cloquet.

Vulsion de la paupière droite. Hays.

Vulsion avec tressaillement du globe oculaire gauche. Langstroth.

Tressaillement et vulsion dans l'œil gauche, pendant plusieurs jours, aggravés la nuit. F.

205. * Une vieille femme tourmentée depuis une année par un mouvement vulsif, tressaillant, des deux globes oculaires, mais surtout du gauche, qui s'aggravait beaucoup la nuit et l'empêchait de s'endormir, prit apis 30e et n'obtint point le moindre soulagement dans l'espace d'une semaine; mais tout à coup il disparut et ne revint plus. C. Hering.

Sensation de lourdeur dans les paupières. William Helmuth.

Pesanteur dans les yeux. 240.

Sentiment de plénitude dans les yeux. Langstroth.

Douleur pressive au côté inférieur du globe. 266.

210. Serrement douloureux dans le globe gauche, notamment à sa partie inférieure, pendant plusieurs heures, deux fois répété. Humphreys.

Douleur autour du globe gauche, le premier jour; plus tard dans les deux. Humphreys.

Douleur autour des yeux. Langstroth, 120.

Douleurs sourdes, pénibles, à travers le globe, comme s'il était distendu. 116.

215. * Douleurs excessives qui traversaient les yeux, pendant une ophthalmie chronique. 237.

Les plus violentes douleurs dans l'œil droit, avant le gonflement. 295.

Violentes douleurs lancinantes au-dessus de l'œil droit, qui s'étendent en bas vers le globe. Humphreys.

* Douleurs dans les yeux et sur le front. 604.

Térébration et élancement dans les yeux, avant midi; toute la journée, larmoiement; le troisième jour. O., C. Hering.

220. Élancement dans les yeux; elle était obligée de déposer ses lunettes, en lisant et en écrivant (chez une myope), le soir; le septième jour. Th., C. Hering.

Élancement dans les globes; le deuxième jour;

* Sensation lancinante dans l'œil comme par la présence d'un corps étranger. Bishop.

Sensation de douleur sourde dans les yeux, avec tendance à les fermer; désir de les frotter avec certaine force et de comprimer les yeux fermés avec le doigt. Bishop.

Douleur dans les yeux. 795.

225. Les yeux sont douloureux et larmoient. 252.

Les yeux deviennent douloureux en cousant, le soir. 265.

Ardeur dans l'œil gauche. 265.

Les yeux brûlent. 128.

Rougeur et prurit des yeux. Piqûre. *Bibl. méd.*

230. Rougeur des yeux. 232.

Rougeur des yeux, pendant le mal de tête. 145.

Cuisson et sensation de brûlure dans les yeux, avec rougeur vive de la conjonctive; très-sensible à la lumière. Bishop.

* Yeux rouges, à la suite d'une scarlatine répercutée. 1237.

* Rougeur foncée de l'albugine, se propageant petit à petit jusque dans la cornée. 237.

* Inflammation des yeux et des paupières avec douleur brûlante cuisante et prurit, plusieurs cas. Wells.

235. * Excoriation et rougeur des yeux et des paupières, sécrétion de mucosités qui collent les paupières, dans une urticaire. Humphreys.

* Ophthalmie chronique : paupières gonflées, d'un rouge

foncé, renversées; rougeur de la conjonctive, traversée par une grande quantité de vaisseaux sanguins foncés, cornée obscurcie, comme couverte de fumée; la vue est très-incertaine, le sujet ne supporte point la lumière; les yeux larmoient et se collent, 30°, tous les trois ou quatre jours. Humphreys.

Ophthalmie chronique : les yeux restent constamment clos, puisqu'ils ne supportent point la lumière; elle souffre à peine la lumière qui traverse la croisée, en lui tournant le dos; douleurs horribles qui traversent les yeux; la rougeur foncée de la conjonctive s'étend insensiblement jusque dans la cornée; celle-ci, épaissie et comme couverte d'une membrane, présente çà et là des nuages foncés comme enfumés et quelques petits ulcères; il est impossible de distinguer la pupille; des larmes brûlantes s'écoulent dès que les paupières s'entr'ouvrent. Les règles sont supprimées. Humphreys.

* Inflammation rhumatismale de l'œil gauche avec troubles gastriques. La conjonctive était fortement soulevée, rouge comme de la chair vive, la vue abolie et les paupières étaient enflammées et d'un rouge pâle, comme à la suite d'une piqûre d'abeille. Après l'administration de l'apis, la rougeur s'étendit depuis l'œil jusque sur la joue, comme un érysipèle lisse; la vue revint et le sujet se rétablit complétement. Berens.

* La cornée et la chambre antérieure de l'œil gauche sont blanches, opaques; dans l'œil droit il existe un staphylome commençant, la pupille tiraillée en travers; elle distingue tout au plus la vive lumière; le vertex est d'un froid glacial; absence de transpiration, selles retardées. Après une dose apis Humphreys, 30°, amélioration générale, la vue se rétablit, et une sueur des pieds, qui était supprimée, revint.

240. * Obscurcissement de la cornée, comme si elle était enveloppée de fumée, qui l'empêche de voir. Dans plusieurs cas. Humphreys.

* La cornée est obscurcie. 236.

* La cornée est épaissie, elle ne supporte la lumière que quand elle est tournée le dos à la fenêtre. 237.

* Obscurcissement de la cornée avec état de congestion de

la conjonctive et diminution de la vue, pendant plusieurs mois. Wells, Keratite, Humphreys.

Élancement brûlant dans l'œil droit, précédé d'une pesanteur sourde et suivi d'un écoulement de larmes ; répété deux fois. Humphreys.

Élancement pruriteux dans l'œil gauche, dans les paupières et tout autour, mais plus intense dans l'angle interne. Humphreys.

245. Sensation d'élancement cuisant dans l'œil droit, qui provoque un abondant écoulement de larmes. Hays.

Violente douleur dans le canal lacrymal gauche et autour de son orifice. Humphreys.

Les larmes lui viennent aux yeux, par une agitation nerveuse. Piqûre. Langstroth.

Les larmes coulaient involontairement, de suite après une piqûre dans la pointe du nez. J. Mease.

Écoulement de mucosités et de larmes de l'œil droit, la nuit dans le lit. Humphreys.

250. Écoulement de larmes, 245, avec brûlure. 284.

Flux de larmes, avec picotement dans les yeux. 243.

Les yeux pleurent et sont douloureux ; dans la deuxième semaine. O., C. Hering.

Larmoiement des yeux. 219.

Larmoiement de l'œil gauche, avec mal de tête au côté gauche du front, le soir ; le huitième jour. Th., C. Hering. Larmoiement de l'œil gauche. 111, 265.

255. L'œil droit est rempli de larmes, qui coulent de temps en temps ; après trois heures. *a*, C. Hering.

Larmoiement de l'œil droit, le matin ; le troisième jour. *a*, C. Hering.

Les yeux larmoient et sont douloureux, quand elle fixe un objet brillant ; le cinquième jour. O., C. Hering.

* Les yeux sont humides. 236.

* Larmoiement des yeux, et mal de gorge. 472.

260. * Des larmes brûlantes coulent des yeux, avec photophobie et inflammation. 237.

Sensation dans l'œil gauche comme s'il était rempli de mucosités, toute la journée, le quatrième jour. 2, Humphreys.

Sensation comme s'il y avait des mucosités entre les paupières, toute la journée, plus forte à gauche. Langstroth.

* Sécrétion de mucus dans l'œil et collement. 235.

Après un abondant écoulement de larmes de l'œil gauche, sensation, se répétant à différentes reprises, comme s'il y avait un petit corps étranger dans l'angle externe de l'œil gauche; le dixième et le onzième jour. Th., C. Hering.

265. Larmoiement de l'œil gauche, et légère brûlure et sensation comme par la présence d'un corps étranger; les yeux sont faibles et douloureux, le soir, en cousant, et sensibles à la lumière; le sujet s'en ressent encore dans le courant de la quatrième semaine. Th., C. Hering.

Prurit dans l'angle interne de l'œil gauche (Hays), et pression douloureuse dans le globe gauche, le plus souvent dans le côté inférieur. 2, Humphreys.

Prurit picotant dans les yeux, aux paupières et tout autour, plus aux angles internes. Langstroth.

Prurit fatigant dans l'angle interne de l'œil gauche. 244.

* Excoriation aux angles des yeux. 283.

270. Prurit et picotement aux paupières de l'œil droit; le premier jour. Wells.

Prurit aux paupières de l'œil droit, par accès, toute la journée. 1, Humphreys.

Prurit à la paupière supérieure droite, par intervalles, toute la journée. Se répétant dans plusieurs expériences. Humphreys.

Prurit picotant dans l'œil gauche, aux paupières et tout autour, plus dans un angle, ainsi que dans la gorge (457); le premier jour. 1, Humphreys.

Prurit et irritation des paupières de l'œil gauche, pendant plusieurs jours. 2, Humphreys.

275. Écorchures aux bords des paupières et dans les angles. Langstroth.

Désir de se frotter et de comprimer les yeux. 223.

Désir de se frotter violemment les yeux. Langstroth, 302.

Prurit aux paupières qui collent légèrement; le premier jour. 2, Humphreys.

Les paupières sont collées; le premier jour. Il est obligé de les séparer, le matin; le quatrième et le cinquième jour. 2, Humphreys.

280. Les paupières sont collées, les bords en sont excoriés ainsi que les angles. 2, Humphreys.

Agglutination des paupières. Hays, 278.

* Les paupières sont collées, la nuit (235, 236); il est obligé de les disjoindre avec les doigts. Humphreys, Wells, Hays.

* Excoriation des bords des paupières et aux angles. Humphreys.

Ardeur aux bords des paupières qui provoque des larmes. Hays.

285. Violent picotement dans la paupière inférieure droite, le matin. Humphreys.

* Orgeolet. Humphreys et autres.

* Orgeolet à la paupière inférieure avec gonflement et rougeur jusqu'au-dessous de l'œil et sur la partie supérieure de la joue; chez une femme, 30ᵉ. Dʳ Duffield.

Gonflement qui ferme les yeux en totalité. Piqûre. Tissot.

Les paupières supérieures tellement gonflées qu'elles pendent jusque sur la face sous forme de poches. Piqûre. Wiley.

290. * Gonflement œdémateux des paupières. Humphreys.

* Paupières gonflées, d'un rouge foncé, renversées. 236.

* Inflammation érysipélateuse des paupières. Humphreys.

* Gonflement œdémateux des paupières. Humphreys.

* Gonflement des yeux, tous les matins, depuis longtemps. Chez une femme de trente ans; par trois doses d'apis alternés avec sulfur. Bonneville.

295. * Après les violentes douleurs dans l'œil droit, une tumeur œdémateuse d'un bleu rougeâtre aux deux yeux, qu'elle ferme complétement, chez une femme de trente-sept ans, de tempérament sanguin-nerveux. Une dose apis enleva la tumeur. Revint au bout de quatorze jours et disparut derechef après une dose apis. N'est plus revenue depuis onze mois. Bonneville.

Gonflement foncé sous les yeux, comme si la peau était soufflée; chez une fille de treize ans. Une dose tous les trois jours, pendant deux semaines. Bonneville.

* Gonflement sous les yeux, comme à la suite d'une piqûre d'abeille, pendant l'érysipèle de la face. 300.

Sensation de gonflement autour de l'œil. 355.

Gonflement autour de l'œil. 359.

300. Élancement brûlant et sensation d'enflure autour de l'œil gauche et dans la région du sourcil; le deuxième jour. 2, Washburne.

Élancement brûlant dans la région du sourcil gauche. Humphreys, Hays.

Un prurit picotant autour des yeux, dans les sourcils, les paupières et même les globes, plus à gauche, surtout dans les angles internes, avec envie de les frotter bien fort, ce dont il s'abstient autant que possible. En outre, cuisson au bord des paupières, dans les angles, et même dans les yeux, comme s'ils étaient excoriés; tressaillement du globe gauche; dans les yeux, sensation comme s'il y avait du mucus dedans, surtout dans le gauche, toute la journée. Langstroth.

Prurit cuisant passager sur le sourcil droit, quelquefois aussi sur le gauche; le premier jour. 1, Humphreys.

Démangeaisons au-dessous des yeux. 1142.

305. Prurit autour de l'œil. 244.

La peau fait saillie, comme après une piqûre d'insecte, cause une douleur de plaie et est très-sensible à l'attouchement, à l'extrémité externe du sourcil. Humphreys.

Une piqûre au-dessus du sourcil a des suites graves. Zacatus Lusitanus, Besbret, Bishop.

OREILLES. * Consolideraient l'ouïe. Des abeilles trouvées mortes dans du miel. Cloquet.

Le bruit est pénible, pendant le mal de tête. 155.

310. Sursauts comme par une frayeur, pendant le sommeil, en entendant du bruit. 1038.

Douleur en dedans dans l'oreille droite; le deuxième jour. a, C. Hering.

Derrière l'oreille gauche, une douleur semblable à celle qu'il ressent au-dessus des yeux; violent tiraillement partant de la nuque jusque derrière l'oreille gauche. Langstroth, 120.

Brûlure à la partie supérieure de l'oreille gauche. Humphreys, Hays.

Élancements derrière l'oreille gauche. 111.

515. Au-dessous et derrière les oreilles, tension, 837 ; derrière l'oreille gauche remontant dans la nuque, 838 ; derrière l'oreille droite, 837 ; derrière la gauche, 838.

* Gonflement rouge des deux oreilles, avec une douleur lancinante, brûlante, dedans, et rougeur de la face, tous les soirs. Neidhard.

Un petit bouton dans l'intérieur du pavillon de l'oreille gauche, douloureux quand on le comprime ; le dixième jour. Th., C. Hering.

Petite dartre rougeâtre, rude, au milieu du lobule de l'oreille gauche, s'étendant un peu en arrière. Elle était restée à la suite d'une éruption qui se manifesta pendant la préparation du rhus, mais disparut par l'usage du graphite. Elle reparut au bout de cinq mois, une semaine après avoir pris l'apis et persista toute une semaine. Graphite la guérit comme précédemment. O., C. Hering.

NEZ. Violent éternument, de suite, puis pression dans le front et vertige. 1, Humphreys.

320. Éternument répété, pendant huit jours ; le onzième jour. Dans deux expériences. Humphreys.

Une sorte de coryza, après quatre heures ; aggravé le soir, le deuxième jour, avec embarras du nez, et, de temps en temps, écoulement de quelques gouttes de liquide. Le matin du troisième jour, sécheresse ; il sort à peine quelque liquide en se mouchant ; le nez est entrepris à l'extérieur avec la sensation comme s'il allait enfler. a, C. Hering.

Coryza subit, l'après-dînée, à quatre heures, avec sécheresse du nez, puis ardeur aux lèvres et sensation comme si elles allaient se gercer ; le cinquième jour. Th., C. Hering.

Du sang coule du nez après la mort. Piqûre. Desbret.

En se mouchant, il sort du nez quelque peu de sang, le matin, le deuxième et le troisième jour, même encore quelquefois dans le courant de la quatrième semaine. Th., C. Hering.

325. Sécheresse du nez, pendant le coryza. 322.

Froid à la pointe du nez, pendant le froid du soir. 1033.

Embarras du nez, comme s'il allait enfler. 324.

Nez gonflé. Piqûre. J. Mease.

Nez gonflé et stries rouges au-dessous des joues, jusque sur les joues. 359.

330. A l'aile gauche du nez, à l'extérieur, prurit, douleur et rougeur; le quatrième jour. O., C. Hering.

Prurit au nez. 128.

VISAGE. L'enfant est très-pâle et à l'air maladif, mais sans gonflement; à la suite de plusieurs piqûres. R. Sydserff.

Pâleur du visage. Piqûre. 1020, Bishop.

* Visage pâle. 171.

335. * Visage pâle, affaissé, souffrant. 579.

Pâleur de la face, tremblement des mains et des pieds. (Bourdon.) Neidhard.

Pâleur de la face, avec défaillance. 1105.

Douleur lancinante dans l'os malaire gauche; dans la quatrième semaine. Th., C. Hering.

Élancement brûlant, comme du feu, au menton et aux os malaires. Hays.

340. Ardeur au visage avec sentiment de plénitude, comme si les vaisseaux sanguins étaient engorgés, aggravée à un haut degré en se baissant. William Helmuth.

Ardeur particulière et chaleur à la face, qui ne se laisse point décrire, pendant vingt-quatre heures, à la suite de laquelle il persiste, pendant au delà de deux semaines, une teinte livide bleu rougeâtre. Bishop.

* Chaleur brûlante, cuisante, picotante au visage, qui prend un aspect bleu rougeâtre. Bishop.

Joues brûlantes, les pieds étant froids. 527.

Ardeur au menton. 339.

345. Chaleur au visage, pendant le frisson. 1082.

Chaleur des joues et des mains. 1081.

Visage enflammé. Piqûre. Desbret.

Visage rouge, il désire se laver. Piqûre. J. Mease.

Rougeur du visage, comme dans la scarlatine. p, 746.

350. * Visage rouge, devenant livide, avec troubles de la respiration. 446.

Le teint de la face est très-foncé, presque noir bleu, après la mort. Piqûre. J. Mease.

Lividité de la face. Piqûre. Boston Galaxy.

Teinte livide, bleu rougeâtre, pendant deux semaines. 804.

* Teinte bleu rougeâtre de la face. 342.

355. Sensation comme si la face allait enfler, à gauche, surtout autour de l'œil ; après une heure. a, C. Hering.

L'érysipèle s'étend de la région orbitaire sur toute la face. p, 238.

* Rougeur au-dessous des yeux et à la partie supérieure de la joue ; il existait un orgeolet, 287.

* Erysipèle de la face ; une rougeur pâle lisse, comme après une piqûre d'abeille, débuta au côté gauche et se dirigea à droite ; il guérit le cinquième jour par desquammation. 2, Berens.

Tension au visage qui l'éveillait la nuit, à une heure ; enflure du nez et douleur lancinante au toucher, à droite, dans l'œil et à la joue ; à partir de l'œil droit, vers la partie supérieure du nez se déclarent des stries rouges qui traversent la joue ; jusqu'à quatre heures. Le lendemain, vers minuit, enflure subite de la lèvre supérieure avec chaleur et rougeur brûlante, jusqu'au matin. La troisième nuit, sensation subite sur la joue droite comme par la pression d'un animacule et un élancement près du nez, suivi de gonflement de la joue et de la lèvre supérieure. p, Bloede.

360. * Érysipèle à une moitié de la face et du nez, avec gonflement au-dessous de l'œil, comme à la suite d'une piqûre d'abeille. Trois dans de l'eau. Greens.

B. Érysipèle, surtout de la face, rougeur légère, gonflement, chaleur avec fièvre ardente, langue chargée et soif. Chez une petite fille de neuf ans. Six toutes les deux heures. Humphreys.

Le visage enflait au point qu'il voyait à peine. Après une piqûre à la face. Sydserff.

Gonflement du visage qui ferme les yeux. Piqûre. Langst-roth.

Visage rouge et chaud, douleur brûlante et lancinante, et gonflement au point de le rendre méconnaissable. Persiste encore au bout de dix-huit heures. Piqûre. Coxe.

Gonflement inflammatoire de la face, l'œil droit est fermé, le gauche à peu près ; les joues sont pendantes et touchent presque à la poitrine. Après une piqûre dans la commissure droite de la bouche. Coxe.

565. Le nez et le visage s'enflent de suite, après une piqûre dans la pointe du nez ; pendant plusieurs jours. J. Mease.

Gonflement de la face, surtout autour des yeux. Piqûre. Wiley.

* OEdème de la face, qui ferme l'œil droit, dans une paralysie semi-latérale. 880.

Mouvement sur la joue, comme par la présence d'un insecte. 359.

Picotement à la face. 1142.

370. Urticaire à la face. 1220.

* Éruption à la face. 1221, 1228.

Ulcère à la joue qui persiste pendant trois mois. Guêpe. Piqûre. Lanzonus.

LÈVRES. Douleurs excessivement violentes dans les lèvres, qui passent ensuite dans la gencive, dans la tête et à la fin dans tout le corps. De suite après la prise. Chez une femme. p, 2, Berens.

Picotements aux lèvres et sensation comme si elles étaient gravement blessées, avec sentiment d'enflure, au bout de quelques heures. Humphreys.

375. Apreté et tension aux lèvres, surtout à la supérieure. Humphreys.

Apreté et sensation de tension aux lèvres, surtout à l'inférieure ; le deuxième jour. 6, Humphreys.

Lèvres froides, après huit ou dix minutes. Piqûre. J. Mease.

Ardeur aux lèvres, pendant le coryza. 322.

La lèvre supérieure est tellement gonflée qu'on dirait que l'intérieur est renversé en dehors ; après une piqûre au cou.

380. Gonflement des lèvres et de la langue après une piqûre dans la tempe. Muller.

Les lèvres sont tellement gonflées qu'elles pendent comme
des galoches. Chez un cheval. Piqûre.

Enflure des lèvres et sensation comme si elles étaient gonflées, pendant plusieurs jours, puis une éruption légère autour
des lèvres avec sécheresse et de desquammation de la lèvre
inférieure; le deuxième jour et suivants. 6, Humphreys.

La lèvre supérieure enfla, devint chaude et rouge, presque
brune. 359.

Stries foncées dans le rouge des lèvres, plus à la supérieure,
qui est rude, gercée et écailleuse; le deuxième jour. 6, Humphreys.

385. Les lèvres sont sèches avec une strie noire dans le
rouge. *b*, C. Hering.

Sensation comme si les lèvres allaient se crevasser; pendant le coryza. 322.

Crevasses à la lèvre inférieure. 899.

* Dans le rouge de la lèvre inférieure un bouton auquel
succède un gonflement érysipélateux qui se répand rapidement sur le menton et toute la mâchoire inférieure, et envahit la partie antérieure du cou et les ganglions, tellement intense, qu'il parvint à peine à mouvoir la mâchoire, comme
dans le trismus, ou si les ligaments articulaires étaient enflammés; en même temps, envie continuelle de dormir et
rêves effrayants qui interrompent le sommeil; après apis 2°,
amélioration au bout d'une heure, transpiration abondante,
le malade est comme dans un bain; le lendemain matin il
mange et se rétablit dans les trois jours. Berens.

* Administré contre des ulcères cancéreux des lèvres. Cloquet.

MACHOIRE INFÉRIEURE ET DENTS. 390. Dans la mâ-
choire inférieure, tiraillement qui remonte de la poitrine. 789.

En serrant les mâchoires, en avalant ou après avoir bâillé et
autrement, une sorte de grincement de dents, une seule secousse involontaire. Se répète très-fréquemment; le septième
jour et les suivants. Th., C. Hering.

Maux de dents. Piqûre. Muller.

Douleur glocitante dans les molaires supérieures gauches. Hays.

Mal de dent vulsif dans une molaire supérieure gauche. Bourdon, Neidhard.

395. Violente douleur dans la région de la première molaire supérieure gauche, qui semble être en rapport avec le mal de tête (103); après cinq heures. *a*, C. Hering.

Odontalgie dans la mâchoire supérieure droite, pendant laquelle le contact des dents résonne douloureusement dans la tête, le soir avec frissonnement; le deuxième jour. Th., C. Hering.

Mal de dents, pendant la céphalalgie. 110.

Douleurs très-pénibles dans la gencive. Langstroth.

Violentes douleurs qui se propagent à travers la gencive. 373.

400. La gencive saigne facilement; le sixième jour. Th., C. Hering.

LANGUE. Il prit le venin de la reine. D'abord, saveur légèrement amère, qui devient ensuite âcre et picotante, et se répandit par toute la bouche, jusque dans les mâchoires et fit couler la salive. La langue fut en même temps atteinte comme quand on mâche la racine de pyrèthre espagnol, mais à un moindre degré. En outre, grand mouvement dans toutes les parties de la bouche, comme s'il avait pris dix à douze gouttes d'esprit-de-vin le plus concentré. Devenu plus hardi, j'essayai le venin des abeilles travailleuses et celui des guêpes. L'effet en était le même, mais celui des travailleuses était plus doux et moins intense. Swammerdam.

Goût un peu amer en arrière sur la langue et au gosier; après deux minutes. *a*, C. Hering.

La saveur du venin desséché est désagréable et excitante, narcotique, après deux ou trois minutes; comme après des amandes douces. Kinderman.

Chaleur picotante sur la langue; le premier jour. Wells.

405. La langue est comme brûlée. 426.

Langue et palais excoriés. 434.

Sensation d'âpreté, comme si elle était échaudée, à tout le bord de la langue; petits boutons sur le bord; au bout de quatre heures. Humphreys.

La langue est très-douloureuse, après sept heures; l'âpreté brûlante augmente, et des vésicules se lèvent le long du bord. Pendant les douleurs, élancements. Humphreys.

Apreté, ardeur, ampoules sur le bord de la langue, très-douloureuses, avec élancements; après huit heures. Humphreys.

410. A la pointe de la langue, un peu à gauche, une série de petites ampoules, à peu près six, huit, qui causent une douleur de plaie et comme si la partie était à vif. 2, b, C. Hering.

Une masse de petites vésicules et de petites plaies, plusieurs taches rouges à la pointe de la langue et à son bord gauche. Langstroth.

Tout le bord de la langue est comme brûlé et douleur vive comme si elle était à vif; de petites élevures, comme des boutons, surgissent le long du bord; après deux heures. Humphreys.

Sécheresse de la langue, aspect rouge de feu de l'intérieur de la bouche, avec sensibilité douloureuse. Bishop.

Sécheresse sous la langue qui disparaît après avoir long-temps remué la langue, le soir à six heures; après dix heures. a, C. Hering.

415. Picotement brûlant à la langue. 409.

Ardeur le long de la langue dans le gosier, jusque dans l'estomac, et, toutes les quatre ou cinq minutes, renvois, avec afflux d'eau insipide à la bouche. Les renvois augmentent en buvant de l'eau, au point de l'étrangler. 2, b, C. Hering.

Gonflement de la langue et des lèvres après une piqûre dans la tempe. Muller.

Gonflement de la langue, puis du visage et de tout le corps, après une piqûre sur le vertex; il ne pouvait ni parler ni re-muer la langue, ni avaler une goutte d'eau.

* Inflammation de la langue. Humphreys et Coxe.

420. * Enflure de la langue qui est sèche, luisante et jaunâtre.

Salive visqueuse qui colle à la langue. 465.

* Langue chargée et pas d'appétit. 472.

* Langue sale, l'estomac étant enflammé. 530.

* Langue sèche et blanche, pendant les diarrhées. 482.

425. * Langue chargée d'un léger enduit blanc, avec toux bruyante et respiration abdominale. 446.

BOUCHE. Sécheresse dans la bouche et la gorge, la langue est comme brûlée ; le deuxième jour. Wells.

Sentiment de sécheresse dans la bouche et la gorge ; le deuxième jour. Wells.

Sécheresse dans la bouche et le gosier. William Helmuth.

Sécheresse au palais, qui paraît rude et grattant quand la langue y touche, le matin ; le deuxième jour. O., C. Hering.

430. Ardeur dans la cavité buccale, comme si toute la bouche était chaude en dedans, aux lèvres et au palais ; il existe en même temps plus de soif et il boit fréquemment, dans a matinée ; dans le courant de la quatrième semaine. Th., C. Hering.

Mouvement dans la bouche comme après avoir pris de l'alcool. Raue, 401.

Sensibilité douloureuse de la cavité buccale. 413.

Sensation comme si la bouche et la gorge étaient échaudées ; pendant trois jours. Humphreys.

Douleur de plaie au palais et à la langue. Humphreys.

435. Rougeur de feu à la face buccale des joues. 413.

Inflammation et gonflement du palais, qui rend la respiration pénible et causa la mort. Guêpe. Piqûre. *Gazette de Santé.*

* Sensation d'élancement brûlant dans la bouche et la gorge. Bishop.

Goût légèrement amer au gosier. 402.

Pression comme par un corps étranger dans le gosier. 436.

440. * Fétidité de la bouche, pendant les accès d'un violent mal de tête. 155.

* Haleine fétide, l'estomac étant enflammé. 530.

La salive coule de la bouche, chez un cheval. Piqûre.

Salivation. Raue, 401.

Accumulation copieuse d'une salive savonneuse dans la bouche et la gorge, le matin; le deuxième jour. Wells.

445. Accumulation abondante de mucus épais visqueux profondément dans la gorge, qui oblige à renâcler fréquemment, le matin; le onzième jour. 2, Humphreys.

Salive épaisse, visqueuse, s'attachant à la bouche et au gosier. 465.

Salive visqueuse, écumeuse. William Helmuth.

GORGE. Envie de crachoter souvent. 120.

* Tous les matins, crachotement pénible de mucosités, chez une vieille femme, depuis dix ans. Après apis 30°. Urticaire à la jambe gauche, qui avait été répercutée il y a dix ans. C. Hering.

Sécheresse et chaleur dans la gorge; le premier jour. Wells.

450. Sécheresse dans la gorge, sans soif. 735.

Sécheresse dans la gorge (426, 427); dans le gosier (428); au palais. 429.

Nausée qui semble sortir de la gorge. Hays.

Au bout de quelques heures, après la piqûre, gonflement de la gorge, d'abord à l'intérieur, puis aussi à l'extérieur, voix enrouée, grande difficulté de respirer et d'avaler; la difficulté d'avaler ne dépend pas du gonflement de la gorge, mais bien de l'irritabilité de l'épiglotte, car chaque goutte de liquide déposée sur la langue l'étrangle. Petite tache blanche, à la distance d'un demi-pouce de la glotte, vers le côté gauche, et mort au bout de vingt-sept heures. Après une piqûre dans la gorge. J. Mease.

455. Impossibilité d'avaler une goutte, la langue étant gonflée. Piqûre. Wiley.

Pression douloureuse comme par un corps dur en arrière dans la partie supérieure du cou et de la gorge, pendant plusieurs heures; après trente minutes. Dans deux expériences. Humphreys.

Démangeaison picotante dans la gorge, très-profondément, on dirait que c'est « à la racine de la muqueuse, » c'est-à-dire à la dernière vertèbre cervicale, avec sensation de constriction; le premier jour. 1, Humphreys.

Sensation de resserrement et de corrosion dans la gorge; le matin, après cinq minutes; s'aggrave tellement au bout de quatre heures que la déglutition devient pénible. Humphreys.

Sentiment de plénitude, de constriction et de suffocation dans la gorge. p, 775.

460. ——

——

Déglutition difficile. Piqûre. J. Mease, Wiley.

* La déglutition est douloureuse et difficile; douleurs lancinantes en avalant. 471.

Sentiment de rudesse dans la gorge, avec désir de crachoter fréquemment. Langstroth.

465. Sentiment de rudesse dans la gorge, avec salive visqueuse, épaisse, qui s'attache au palais, au voile et à la langue; de suite. William Helmuth.

Brûlure dans le gosier jusque dans l'estomac. 416.

* Douleur de gerçure dans la gorge en avalant. 472.

* Angines avec rougeur, gonflement et douleurs lancinantes, dans plusieurs cas. Humphreys.

* Élancement brûlant dans la gorge. 437.

470. * Difficulté à avaler par suite des amygdales qui sont gonflées et rouges. 472.

* Inflammation de la gorge. Froid puis chaleur, violente douleur dans la tempe, rougeur et gonflement des amygdales, de la luette et du gosier, difficulté douloureuse à avaler et douleurs lancinantes quand il essaye de le faire. Humphreys.

- Mal de gorge; après de violentes douleurs dans le front, larmoiement des yeux; découragement, désespoir; rougeur et gonflement des amygdales, de tout le palais et de la luette, grande difficulté à avaler et douleur de gerçure dans la gorge; langue chargée, pas d'appétit. En alternant avec merc. Humphreys.

* Ulcères de la gorge dans une fièvre scarlatine, après bellad., merc., canth., administrés sans effet. Bombus terrestris. Dr Müller, à Vienne.

APPÉTIT, SOIF. Il perdit le goût. Piqûre. J. Mease.

475. Pendant plusieurs jours, diminution de l'appétit, quoique la langue, chargée antérieurement, se nettoyât. *a*, C. Hering.

Perte complète de l'appétit. William Helmuth.

Digestion languissante, avec disposition aux maux de tête. 155.

* Défaut d'appétit. 579.

* Absence de l'appétit, dans le mal de gorge. 472.

480. * Peu d'appétit, dans une diarrhée chronique. 604.

Peu d'appétit, pendant les troubles de la menstruation. 713.

* Manque d'appétit, langue sèche et blanche, chaleur fébrile, la nuit; diarrhées, amaigrissement et pâleur.

* Pas d'appétit, dans une hydropisie. 579.

485. La soif manque chez tous les hydropiques, dont les guérisons sont mentionnées dans les différents rapports. C. Hering.

Avec sécheresse de la gorge, absence de la soif; elle boit beaucoup, quoique cela n'y fait rien. *b*, C. Hering.

Pas de soif, pendant la sécheresse de la gorge. 486, 527, 755.

Absence de la soif, pendant la chaleur. 1081.

Elle désire une gorgée d'eau. Piqûre. J. Mease.

490. Elle désire de l'eau, et en boit peu. Piqûre. J. Mease.

Soif avec brûlure dans la bouche. 430.

Forte soif, la nuit, en s'éveillant, après la diarrhée. 1040.

RENVOIS. Violents renvois. Hays.

Renvois avec afflux d'eau insipide, à la bouche. 416.

493. Renvois ayant le goût du blanc d'œuf; le sixième jour. 2, Humphreys.

Renvois, avec le goût, de ce qu'il a mangé. William Helmuth.

Les renvois soulagent la douleur au-dessus de la hanche gauche. 555. Ils augmentent en buvant de l'eau. 416.

Violents renvois d'air, pendant le mal de tête. William Helmuth.

NAUSÉES, VOMISSEMENTS. Nausées, pendant le frisson et le froid des membres. Piqûre.

500. Nausées qui semblent sortir de la gorge. Hays.

Malaise et vomissements. 599.

Malaise et envie de vomir, dans la nuit, avec un sentiment désagréable dans le ventre et borborygmes, comme si la diarrhée allait survenir. (Le matin, selle molle, prompte.) Hays.

Le malaise l'oblige à rentrer et à se coucher. Piqûre. Raue.

Malaise avec menace de défaillance, depuis la dernière côte sur tout le bas-ventre, de suite après une piqûre dans le scrotum, pendant trois heures. Raue.

505. Malaise et vertige. 65, 66.

Malaise jusqu'à vomir, pendant la syncope. 1105.

* Malaise pendant la migraine. 154.

Malaise jusqu'à vomir. Piqûre. C. Hering.

Vomiturition après une piqûre dans la tempe. Muller.

510. Nausées et vomissement, avec tuméfaction de la tête. Piqûre. Bibliothèque médicale.

Vomissement. Guépe. Piqûre. Bibliothèque médicale.

Vomissement de ce qu'il a mangé. 517, 599.

Vomissement de sang. 517.

Vomissement de sang, une seule dose, après 15-30 minutes. Dans quatre cas. Bishop.

515. * Vomissements, dans une gastrite. 330.

Vomissements et diarrhées. Piqûre. 1020, Bishop.

Nausées, vomissements des aliments et diarrhée ; avec vomissements, répétés d'abord de bile, plus tard d'un liquide aqueux, fortement amer, violentes douleurs en travers du bas-ventre. William Helmuth.

ESTOMAC. Pression dans le creux de l'estomac. Piqûre. J. Mease.

Pression dans la région du cardia. William Helmuth.

520. Serrement dans l'estomac. 108.

Reptation, tiraillement et rongement dans l'estomac. Plus tard, une forte compression dans le ventre. Bourdhon, Neidhard.

Douleur picotante dans l'estomac, comme par des aiguilles. Hays.

Sensation comme de plaie dans l'estomac et le ventre. William Helmuth.

Chaleur et ardeur dans l'estomac; le premier jour. Wells.

525. Chaleur brûlante dans l'estomac. *p*, 529, 809.

Ardeur dans l'estomac, et renvois. 416.

Une vapeur chaude semble remonter de l'estomac, avec sécheresse dans la gorge sans soif, chaleur brûlante des joues et froid des pieds, sans augmentation du pouls. *b*. C. Hering.

* Sensibilité très-douloureuse dans le creux de l'estomac, avec brûlure, comme elle en ressentait antérieurement par des aigreurs; en même temps diarrhées jaunâtres, qui tirent sur le vert, presque sans douleurs. Bishop.

Les douleurs les plus terribles dans l'estomac, de suite après la prise de la deuxième dilution; le lendemain, froid dans le milieu du sternum, disparaissant petit à petit, et auquel succède une chaleur brûlante dans l'estomac. La même malade que le n° 969. Berens.

530. * Violentes douleurs et sensibilité de la région de l'estomac et de l'épigastre, avec vomissements, langue sale, haleine puante, constipation et sommeil interrompu par des rêves et du marmottement; pouls fréquent; filiforme. Bishop.

RÉGION SOUS-COSTALE. * Sensation et chaleur intense dans la région du diaphragme, comme après une grande course. Bishop.

* Sous les côtes comme serré, blessé, contus; plus fort à gauche. 806.

Une sorte d'engourdissement sous les côtes droites. 689.

Douleur à gauche, sous les dernières côtes. Hays.

535. Violente douleur brûlante sous les fausses côtes, des deux côtés plus violente et plus prolongée à gauche, qui empêche le sommeil pendant des semaines. *p*, Bishop.

* Douleurs dans l'hypocondre gauche, qui s'étendaient en haut; chez un homme, depuis plusieurs années. Les moyens ordinaires arn., sulf, etc., restaient sans effet; quelques doses apis 3ᵉ la rétablirent complétement. Wells.

VENTRE. Agitation dans les intestins et mort. Piqûre. Boston Galaxy.

Borborygmes dans le ventre. William Helmuth.

540. Une sensation de plénitude dans le ventre, avec bruit dedans. William Helmuth.

Sensation désagréable et grouillement dans le ventre, comme si la diarrhée allait survenir. 502.

Grouillement dans le ventre comme à l'approche de la diarrhée. Hays.

Grouillement dans le ventre avec violente envie d'aller à la selle. William Helmuth.

Sensation pénible dans le ventre, qui fait qu'il désire rester en repos. Hays.

545. Malaise dans le bas-ventre, qui oblige à se coucher. Piqûre. (503-504.) Raue.

Lourdeur dans le ventre. 717.

Douleur sourde dans les intestins. Hays.

Léger mal de ventre, avec efforts, pour émettre des vents; après cinq minutes. a, C. Hering.

Mal de ventre le matin et envie d'aller à la selle. 588.

550. Souvent, mal de ventre le matin et selle insuffisante très-dure, comme cela arrivait fréquemment; dans la troisième semaine. O., C. Hering.

Mal de ventre dans la région du nombril et froid. 111.

A diverses reprises, mal de ventre avec une sensation de tremblement fébrile, le deuxième jour. O., C. Hering.

Violentes douleurs sécantes dans le bas-ventre. Piqûre. 1020. Bishop.

Violentes douleurs en travers de l'hypogastre, avec vomissement amer et diarrhée. 517.

555. Douleur térébrante pulsative, lente, au-dessus de la crête iliaque gauche, soulagée par des rapports, le deuxième jour. Humphreys.

Douleur dans le ventre se dirigeant des hanches vers la région ombilicale, avant midi, le deuxième jour. O., C. Hering.

Sensation douloureuse de resserrement dans le bas-ventre, en marchant. 685.

Violent mal de ventre, soulagé en étant assis. William Helmuth.

Violente compression dans le bas-ventre. 521.

560. Douleur et pression dans l'hypogastre. 699.

Pression dans la région de l'hypogastre. William Helmuth

Douleur et douleurs pressives dans le bas-ventre, avec efforts vers le bas dans l'utérus, comme si les règles allaient se déclarer. Dans deux expériences. Humphreys. Efforts vers le bas. 685.

Au-dessous et près de la hanche droite, profondément en dedans, sensation de plaie, ardeur et engourdissement. b, C. Hering.

* Ardeur dans le ventre, chez des hystériques. a, C. Hering.

565. * Ardeur dans l'intérieur du ventre. 708.

Le ventre est comme s'il était à vif et rongé à l'intérieur, il est douloureux à la pression externe. Bourdon, Neidhard.

Sensation comme si les intestins avaient été levés, avec selles et ténesmes.

Excoriation des intestins, qu'on ressent surtout en éternuant et en pressant dessus. Hays.

Sentiment de plaie dans le ventre, le matin. Hays.

570. Une sorte de sensation, comme si le ventre était excorié. 523.

Sensibilité des parois abdominales, plus vive quand on les comprime, et même quand on y touche. p, 775.

* Plénitude et sensibilité du ventre, même au contact des couvertures, dans une hydropisie. 580.

* Grande sensibilité du ventre. 609.

Sensation de plénitude dans le ventre. 540.

575. Plénitude et augmentation du volume notable du ventre. Chez une femme, après plusieurs fortes doses. Humphreys.

6. *Plénitude et sentiment de ballonnement dans le ventre, comme si on lui avait insufflé de l'air.* Humphreys.

* Augmentation du volume du ventre, avec enflure des jambes, urines rares. Chez une femme de cinquante ans. Humphreys.

* Plusieurs hydropisies ascites. Humphreys, Coxe, etc.

* Gonflement du ventre. 1253.

* Ascite après une inflammation du bas-ventre. Chez un garçon de trois ans. Donné alternativement avec *merc.*, après la ponction qui donne sept-huit livres de serum trouble, visqueux, foncé. Avant et après, urines rares, foncées en couleur, appétit mauvais, visage creux, pâle, souffrant, pouls rapide, filiforme; la respiration ne devient possible que quand il se tient droit. Greene.

580. * Hydropisie ascite, précédée de dyssenterie. Chez un garçon de douze ans. Après la ponction de quinze livres, et retour de l'épanchement, le ventre augmente sans cesse, plénitude et sensibilité des parois abdominales; oppression; respiration difficile, très-pénible; sentiment de suffocation, aggravé déjà en s'appuyant; diminution de la sécrétion des urines; peau sèche et rude; amaigrissement; affaissement; pouls petit, rapide; face exprimant l'angoisse. Après apis téit., émission d'une grande quantité d'urine. Au bout de deux semaines, tous les signes de l'épanchement ont disparu, la respiration est régulière et calme, l'appétit se déclare et les forces augmentent. Tafft.

* Développement hydropique du ventre et des membres; œdème des pieds, surtout autour des malléoles; urine rare, très-foncée; abattement.

* Ascites, dans deux cas, revenant après la ponction. Marcy;

* On les prône comme diurétiques dans l'hydropisie ascite. Cloquet.

ÉVACUATIONS ALVINES. Sensation comme si la diarrhée allait s'établir. 502.

585. Efforts pour aller à la selle. 592, 624.

Besoin d'aller à la selle avec bruit dans le ventre. 545.

Émission de vents avant la selle. 623.

Mal de ventre avec besoin d'aller à la selle et douleur en faisant des efforts le matin après le lever, alors que tout ceci avait été l'objet d'un rêve dans le courant de la nuit; le deuxième jour. O., C. Hering.

Fréquent besoin d'aller à la selle et en faisant beaucoup

d'efforts, douleurs dans l'anus, le lendemain matin. Th. Hering.

590. Violent ténesme. 599.

Tous les matins, selle peu copieuse, en bouillie, d'un jaune
clair; au bout d'une semaine seulement la selle redevint foncée. *a*, C. Hering.

Selle molle, le matin, le cinquième jour; molle, avec efforts
pressants, le matin; le sixième jour. T. Humphreys, Hays.

Plusieurs selles molles par jour. Humphreys.

Plusieurs selles liquides jaune, avec très-grande faiblesse et
affaissement ; les selles sortent à tout mouvement du corps,
comme si l'anus était constamment ouvert. Chez une femme
de quarante ans, atteinte d'ascite après *b*. Humphreys.

Deux selles molles tous les jours, pendant cinq jours, puis
pendant des semaines, selles molles. Wells.

595. Selles molles, en masse. Hays.

Selle molle et en bouillie, comme mélangée avec du sérum,
comme si des excréments mous avaient été agités dans de
l'eau, mais non dissous ; de couleur orange. Kellogg.

Diarrhées copieuses et vomissements. Piqûre. 1020, Bishop.

Évacuations abondantes d'excréments noirs, bruns, verts et
blanchâtres. Piqûre. Muller.

Nausées, vomissements et diarrhées, d'abord en morceaux,
ne répandant aucune mauvaise odeur, puis aqueuses et très-
fétides, ensuite en bouillie, mélangées de sang et de mucosités,
et beaucoup de ténesme. A tout ceci succèdent des selles dys-
sentériques, avec beaucoup de ténesme et la sensation, comme
si les intestins étaient meurtris. William Helmuth.

600. Selle d'eau claire avec pincements; douze évacuations
dans les douze heures. Bishop.

Diarrhée muqueuse verdâtre jaunâtre, sans douleur, à peu
près vingt-quatre heures après la première dose 2e, et douze
fois le même jour, cessant ensuite, pendant qu'elle prit 2e et
plus tard 1er. *p*, Bishop.

* Diarrhée jaunâtre, indolente, facile, tirant sur le vert.
528.

* Diarrhée liquide, aqueuse, jaunâtre, le plus souvent indolente, le matin ; quelquefois beaucoup de tranchées. 1228.

* Diarrhée jaunâtre verdâtre, avec un peu de mal de ventre en même temps, douleurs dans les globes des yeux et sur le front; lassitude et découragement ; sentiment indescriptible (de faiblesse) ; il lui était impossible de fixer ses idées ; mains bleuâtres, disposées à devenir froides. Peu d'appétit. Bishop.

605. * Diarrhées muqueuses, indolores, jaunâtre verdâtre, avec toux bruyante et respiration abdominale. 746.

Diarrhée de mucosités jaune verdâtre, avec gonflement des grandes lèvres. 706.

* Abondantes évacuations intestinales, de sérosité jaune ; par une dose, dans plusieurs cas. Bishop.

Du sang et du mucus se trouvent dans les selles. 599.

* Diarrhée permanente et amaigrissement, avec grande sensibilité du ventre et défaut d'appétit.

610. * Diarrhées avec léger mal de ventre. 604.

* Diarrhée douloureuse. Bishop.

Diarrhée indolente. p, 806, 128, 1228. * Surtout le matin. C. Hering.

Lassitude croissante pendant la diarrhée. 999.

Diarrhée aqueuse jusqu'à la mort, sept mois après les piqûres. Cheval.

615. La selle, retenue depuis plusieurs jours ; le onzième jour. 2e. Humphreys.

Retard de la selle, du 8 au 12. p, Humphreys.

La selle retarde d'une semaine, du troisième au dixième jour. O., B. Hering.

Selle très-dure et peu abondante, le matin. 550.

* Selle un peu retardée. 171.

620. * Constipation, avec inflammation de l'estomac. 530.

* Constipation, avec hémorrhoïdes. 633.

* Selle dure, avec indispositions menstruelles. 713.

Selle (régulière), précédée de vents et d'un peu d'eau presque incolore, composée de masses ou de fragments de muco‑sités bilieuses striées de sang. Hays.

RECTUM-ANUS. Sensation comme d'une secousse électrique, légèrement douloureuse dans le rectum, suivie de besoin d'aller à la selle. Hays. — Dans l'anus, douleurs en faisant des efforts pour aller à la selle. 589.

625. Sensation dans l'anus comme s'il était à vif, pendant la diarrhée. William Helmuth.

Pulsation dans le rectum, avec sensation d'obstruction dans l'anus et chaleur. Hays.

Ampoules à l'anus, par des piqûres, chez un cheval.

* Gonflement dans l'anus. 630.

* Douleur lancinante dans les hémorrhoïdes, 633.

630. Gonflement rouge-blanc de la partie inférieure de l'anus avec démangeaison insupportable. Chez un enfant de cinq mois, de tempérament nerveux. Une dose apis téit. et une seconde au bout de six jours. Bonneville.

* Un liquide sanguinolent sale suinte du rectum, avec gonflement de l'anus. Bishop.

Une eau claire sort de l'anus. 623.

* Affections hémorrhoïdaires avec constipation ; petits boutons à l'entrée de l'anus ; douleur cuisante, térébrante, lancinante, indescriptible et insupportable, avec forte irritabilité du corps et de l'esprit. La douleur disparut au bout de quatre heures, le reste dans les vingt-quatre heures. Bishop.

6. * Boutons hémorrhoïdaux avec excoriation, ardeur et douleurs lancinantes. Bishop, Kellogg, Wells.

URINE. Les apis præparatæ étaient employées anciennement comme un remède diurétique. Hahnemann, Apothella, Lexicon. p, 119.

635. Apis, pharc. Édinb. desséchées et pulvérisées, administrées comme diurétiques. Lewi's mat. méd. 1768.

Les abeilles constituent aussi un médicament très-salutaire et actif. Séchées et pulvérisées, on les administre à l'homme et au bétail ; elles procurent très-souvent un soulagement prompt dans les douleurs les plus intenses et éloignent la constipation, alors que tous les autres moyens ont été employés sans succès. Sydserff, 1792, dans Cotton. p, 231.

Les guêpes sont un remède diurétique. Lesser, 1740.

Avec les bains de genièvre, c'est un excellent diurétique,

l'eau distillée ou l'infusion est très-efficace dans l'hydropisie et les calculs vésicaux. Cloquet.

La maladie de Bright, provoquée par les cantharides ou des moyens semblables, trouverait un remède très-recommandable dans les abeilles. — Cinq cent quarante à soixante abeilles en infusion pendant vingt minutes dans une demi-chopine d'eau bouillante ou triturées. Kurtz, léit. f. kl. 1er. 44.

640. Strangurie. *p*, 775.

* Strangurie, dans une métrite épidémique, thé d'abeilles. Gordon.

* Rétention d'urine, dans une cystite. Gordon.

* Rétention d'urine produit par les cantharides. Gordon.

* Rétention d'urine, dans un cas où le cathétérisme est impossible, répétée tous les jours jusqu'à la guérison. Th. d'abeilles. Flint.

645. * Guérit l'ischurie. Cloquet.

Une sensation très-désagréable dans la vessie avec une pression de haut en bas dans la région du muscle sphincter et un besoin d'uriner tellement fréquent, qu'il urinait très-fréquemment, non-seulement dans la journée, mais qu'il était encore obligé de se lever dix à douze fois la nuit ; en urinant, ardeur et douleur de gerçure. Langstroth.

Besoin non interrompu d'uriner; l'urine, en traversant l'urêtre, semble avoir une chaleur extraordinaire, jusqu'à la brûlure, et il éprouve une sensation comme si l'écoulement en était empêché, comme s'il existait un rétrécissement dans le bulbe. La quantité des urines restait la même qu'antérieurement. William Helmuth.

Le gonflement des petites lèvres met obstacle à l'écoulement des urines, en commençant à uriner. 787.

Gonflement tel des parties, que l'urine ne coule pas et que l'animal crève. Cheval.

650. En urinant, sensation comme si le mal était échaudé. 663.

En urinant, ardeur et douleur de gerçure. 646.

Fréquent besoin d'uriner, avec une sensation désagréable

dans la vessie, une pression de haut en bas dans la région des sphincters. Langstroth.

Fréquentes envies d'uriner. *p*, 775.

Fréquents besoins d'uriner avec brûlure dans l'urètre avant et après la miction ; en même temps sentiment d'agitation dans le cordon testiculaire ; le cinquième et le sixième jour, après une forte dose. Kellogg.

655. Fréquents besoins d'uriner, avec un peu d'ardeur avant et après la miction ; le deuxième jour. Wells.

Après une dose 6°, prise le soir, besoin d'uriner toutes les deux minutes, toute la nuit. Humphreys et autres.

Émission répétée des urines, toutes les deux minutes, toute la journée, chez un individu qui n'avait jamais éprouvé ce besoin. Après une goutte 2°, prise le soir ; le lendemain. Humphreys.

Émission d'urine abondante et répétée. Humphreys.

Augmentation de la quantité des urines émises ; le premier et le deuxième jour. *a*, C. Hering.

Le jour et la nuit, excrétion très-fréquente d'une urine claire comme de l'eau. *p*, Blöde.

660. Émission fréquente et extraordinairement abondante d'une urine normale, le jour et la nuit ; chez une femme enceinte et hydropique ; après doses 30°. *p*, Humphreys.

Sécrétion abondante d'une urine pâle, jaune-paille, avec sédiment briqueté. *p*, 775.

Urine foncée en couleur, excrétée en petites quantités et fréquemment ; le troisième jour. Wells.

L'urine, qui était déjà sécrétée en très-petite quantité, diminue même de moitié, et en urinant une sensation de brûlure intense, comme si les parties étaient échaudées. *p*, Bishop.

* Urine en petite quantité. 171.

665. * Urines rares, fortement colorées. 581.

* Urines rares avec douleur brûlante de gerçure dans plusieurs cas. Bishop.

* Urines rares dans l'hydropisie. 576, 579, 580, 1253.

Urine très-foncée. 579, 662, 681.

Urine jaune pâle avec sédiment briqueté. *p*, 775.

APPÉTIT VÉNÉRIEN. 670. Elles exciteraient aux plaisirs de l'amour. Cloquet.

Grande exaltation de l'appétit vénérien. Chez un hystérique *p*, Raue, C. Hering.

Désir du coït, le jour, en étant assise dans la chambre et en allant en voiture. Après cinq, six, huit heures. *a*, C. Hering.

Sentiment de faiblesse dans les parties génitales. Bourdon, Neidhard.

PARTIES GÉNITALES CHEZ L'HOMME. Douleur lancinante dans l'urètre. Hays.

Ardeur dans l'urètre. 654, 655, 666.

675. Ardeur dans l'urètre avant et après la miction; le troisième jour. Wells.

Ardeur avant et après la miction. 654, 655, 675.

Douleur de gerçure en urinant. 666. Comme échaudé. 663.

Ardeur et gerçure en urinant. Langstroth. 646.

Sentiment d'agitation dans les cordons testiculaires. Langstroth.

680. Sentiment d'agitation dans le cordon spermatique. 654.

Le testicule devient tellement gros, qu'il trouve à peine place dans le scrotum, avec tension et vive démangeaison. Après une piqûre dans le scrotum.

Bouton douloureux, suppurant au milieu, avec auréole rouge, comme un furoncle dans la partie poilue de la région pubienne, à gauche, au-dessous du pubis; douloureux pendant plusieurs jours; le onzième jour, 2e. Humphreys.

DE LA FEMME. Que les abeilles seraient nuisibles et *rendraient stérile*, est encore douteux. Merklein, Thierbuch. *p*, 514.

L'usage prolongé pendant longtemps produirait la stérilité. Cloquet.

685. Dans la région de l'ovaire gauche, douleur comme de luxation plus intense en marchant, le soir à six heures; au bout de quelques heures elle se déclare aussi à droite avec un effort pressif de haut en bas et un sentiment paralytique dans les omoplates; à onze heures de la matinée, elle est obligée de

se pencher en avant, à cause d'une sensation douloureuse de resserrement dans le bas-ventre, en marchant. Le lendemain matin elle le sent encore un peu à gauche; le premier jour. Th., C. Hering.

En s'étirant dans le lit, une douleur sécante aiguë du côté gauche du bas-ventre en avant (dans la région de l'ovaire), se dirigeant en travers vers le droit ; d'abord très-faible, augmentant sans cesse et aggravée chaque fois qu'elle s'étend, quatre à cinq fois de suite, puis cessation ; le soir septième jour. Th., C. Hering.

Tiraillement dans la région de l'ovaire, à droite; le vingtième jour. Th., C. Hering.

Dans la région ovarienne droite, douleur pendant la menstruation. 711.

L'engourdissement et l'embarras dans la région abdominale droite (ovarienne), jusqu'à la hanche, s'étendent maintenant jusqu'aux côtes et descendent le long de la cuisse droite ; amélioration en se couchant dessus. p, C. Hering.

690. Augmentation notable des douleurs et de la sensibilité dans la région ovarienne, dans un cas d'induration étendue, et dans une autre où elle était encore à son début. p, Bishop.

Dans la région de l'ovaire droit qui est malade, douleur de plaie, dureté et chaleur brûlante. C. Hering.

* Douleurs aiguës sécantes, lancinantes dans les ovaires gonflés, avec urines rares et constipation. p, Bishop.

* Ovarite. Humphreys, Wells.

* Hydropisie de l'ovaire. Humphreys.

695. * Hypertrophie des ovaires. Humphreys, Wells.

* Gonflement et induration des ovaires, le plus souvent à droite, avec douleurs en se baissant et en commençant à marcher.

Douleurs gravatives et sensation comme si les règles allaient venir. Dans plusieurs cas. Humphreys.

Douleurs gravatives, comme au commencement de la grossesse. Dans plusieurs cas. Bishop.

Douleurs gravatives dans l'utérus, comme si les règles

allaient apparaître (562), avec douleur et pression dans l'hypogastre. Humphreys, Wells.

700. * Violentes douleurs crampoïdes, gravatives avant les règles. 713.

Pression dans le ventre, le dos et le sacrum, comme si les règles allaient apparaître; elle y ressent manifestement un mouvement de liquide qui coule. p, Rauc, C. Hering.

Comme si les règles allaient venir. 789.

Elle éprouve une sensation comme si les règles allaient venir, mais à l'époque ordinaire elles n'arrivent pas, il y a eu conception; le vingtième jour et suivants. Th., C. Hering.

* Dans la métrite épidémique, contre la strangurie concomitante. Gordon.

705. * Un très-fort gonflement douloureux des grandes lèvres, avec chaleur et douleurs lancinantes dedans. Chez une femme de trente-huit ans, mère de plusieurs enfants. Par apis 30° (dissous dans l'eau), une cuillerée toutes les trois heures. La cure, commencée l'après-dînée, était complète le lendemain; les douleurs disparurent et la tumeur était dissoute. Humphreys.

Gonflement de la grande lèvre droite avec inflammation et douleur vive, pouls rapide, très-dur; diarrhée muqueuse jaune, verdâtre. Chez une petite fille de trois ans. Ap. trit.

Une douleur qui pénètre profondément commence dans le clitoris et va jusque dans le vagin; les petites lèvres sont tuméfiées et donnent la sensation comme si elles étaient sèches, dures, couvertes d'une croûte. Elle éprouve de la difficulté à uriner, toute la journée, jusqu'à ce qu'à la fin des fomentations d'eau froide l'enlèvent, le soir, tard. b, C. Hering.

Écoulement abondant de mucosités (de l'utérus et du vagin) et cessation de l'ardeur intérieure dans le ventre. p, C. Hering.

MENSTRUATION ET GROSSESSE. Les règles coulent deux, trois jours, cessent un jour et recommencent, et ainsi de suite, pendant dix jours. Dans deux cas. p, Berens.

710. Les règles cessent et reviennent ensuite au bout d'une semaine. En continuant l'expérience pendant qu'elle coulent. p.

Pendant les règles, grande sensibilité de la région ovarienne droite. *p*, Berens.

* Suppression des règles. 237.

* Souffrances menstruelles : violentes douleurs crampoïdes,
gravatives, comme de douleurs d'enfantement, pendant vingt-
quatre heures, puis écoulement rare d'un mucus foncé, sanguinolent, pendant vingt heures. Grande maigreur, peau couleur jaune de cire, peu d'appétit, selle un peu dure. Ap.
trit. 3ᵉ, dans l'eau.

* Trouble de la menstruation avec aberration de l'esprit et
grande loquacité. Brauns.

715. * Aménorrhée chez les jeunes filles, dans plusieurs
cas. Humphreys.

b. * Suppression des règles, dans plusieurs cas. Humphreys.

Hémorrhagie utérine, chez une femme régulièrement
menstruée et bien portante, une semaine après ses règles, dans
les trois jours, après la prise. Humphreys.

Métrorrhagie dans le deuxième mois de la grossesse, avec
écoulement abondant de sang, pesanteur dans le ventre, défaillance, grande agitation du corps et de l'esprit et bâillements. Humphreys.

Avortement dans le deuxième mois. Après apis tinct. 2ᵉ, une
goutte. Humphreys.

Avortement au troisième mois. Humphreys.

720. Avortement au quatrième mois avec flux de sang
très-copieux, chez une jeune femme bien portante, mariée
depuis peu de temps, pendant un accès de fièvre légère, contre
lequel on donna apis 3ᵉ. Humphreys.

Il faut beaucoup de prudence quand on l'administre aux
femmes enceintes. Humphreys.

Elles sont comme au début d'une grossesse. 698.

* Activité excessive chez la femme enceinte, la veille de la
délivrance.

* Hydropisie chez une femme enceinte. 660.

725. * Crampes des femmes en couche, accompagnées de
rires immodérés. Brauns.

* Strangurie pendant les couches, avec métrite épidémique. Gordon.

* Chez les femmes en couche, éruption ortiée. 1214.

* Douleurs brûlantes lancinantes dans un squirre du sein datant de longues années, ayant un aspect rouge bleuâtre. Dans un cas à droite, à gauche dans l'autre. Chez des femmes de vingt-cinq et cinquante ans. C. Hering.

* Douleurs brûlantes lancinantes aggravées la nuit et empêchant le sommeil, dans un ulcère squirreux du sein droit, depuis dix ans, chez une femme de soixante-dix ans. Les douleurs cessèrent pendant trois jours, après apis 30e; l'ulcère laissa suinter du sang ensuite et on administra phosph. Lippe.

LARYNX ET TOUX. 730. Il devient rauque. Piqûre. J. Mease.

Enrouement et souffrance du côté de la respiration. Piqûre. J. Mease.

Sensation d'enrouement avec désir de cracher. Langstroth, 464.

Enrouement et sensibilité dans le larynx, chaque fois après avoir respiré le venin. Langstroth.

Enrouement et voix rauque, le soir et le matin et toute la journée du deuxième jour. 6, Humphreys, Hays, etc.

735. Enrouement le matin, avec sécheresse dans la gorge, sans soif, et que les boissons n'enlèvent pas; en outre, sensation d'érosion dans la fossette du cou et sensibilité à la pression, ainsi que dans les régions sus-claviculaires. Plus tard, violents élancements à travers les poumons, çà et là, à travers les hanches et les côtés de la poitrine, avec douleur dans toute l'étendue, mais surtout dans le côté gauche; et, par continuation, une sensation toute particulière comme si des liens, partant de la fossette du cou, s'irradiant en bas et vers les côtés, étaient tiraillés en diverses directions. p, C. Hering.

Parler lui devient douloureux, elle se sent fatiguée dans le larynx, où elle éprouve des tractions et de la douleur. C. Hering.

Violentes secousses de toux provoquées par une irritation chatouillante à l'extrémité de la trachée-artère, près de la fossette du cou, et, à chaque secousse, aggravation des maux de tête, dans le côté gauche en haut. Au bout d'une demi-heure il se détache un peu de mucus, qu'elle avale, et la toux cesse immédiatement. Le premier jour, à son réveil, après minuit. *a*, C. Hering.

Toux violente, surtout après s'être couché et après avoir dormi ; l'irritation réside dans une petite partie, et très-dis-tinctement, à la paroi postérieure et inférieure de la trachée-artère, ce qui l'éveille ; le deuxième jour avant minuit. En toussant, douleur dans la tête, qu'il est obligé de renverser et de maintenir ainsi avant d'amortir la violence de la secousse. Dès qu'un peu de mucus se détache, l'amélioration est instan-tanée. *a*, C. Hering.

La toux empêche de s'endormir et éveille vers minuit, avec la même titillation, en arrière et en bas, qui détermine invin-ciblement de violentes secousses, qui résonnent douloureuse-ment dans la tête ; elle cesse du moment qu'une petite masse muqueuse se détache ; du troisième au quatrième jour. Tout le quatrième et le cinquième jour, le soir seulement, non la nuit. *a*, C. Hering.

740. Toux, plus dans la chaleur, dans le repos et réveillant plusieurs soirs de suite. *a*, C. Hering.

Toux qui empêche de s'endormir. 739.

Toux avec sursauts pendant le sommeil. 1105.

Toux rauque, avec chaleur vespertine. 1081.

En toussant, douleur depuis la clavicule à travers la poi-trine. 786.

745. * Toux avec souffrance de la respiration. 772.

* Après une chaleur fébrile violente avec sécheresse de la peau et plénitude du pouls, toux et respiration difficile comme dans le croup ; sommeil troublé avec marmottement, et rêvas-series incohérentes et effrayantes, avec langue couverte d'un léger enduit blanc et diarrhée indolente de mucosités jau-nâtres verdâtres ; au bout de quatre jours la respiration était excessivement pénible, la respiration abdominale, la face rouge, et, par la suite, livide ; pouls dur comme des grains de plomb ; la toux avait un son bruyant. Trois doses tous les

jours rétablirent complétement la petite fille de deux ans. Bishop.

RESPIRATION. Respiration très-lente. Piqûre. J. Mease.

Difficulté à respirer, envie de dormir et respiration laborieuse en marchant. Piqûre. J. Mease.

Respiration très-difficile, chaque goutte de boisson l'étrangle. Piqûre. J. Mease.

750. La respiration se fait difficilement à cause du gonflement de la langue, de telle sorte que toute la maison résonne du bruit qui se produit en respirant. Piqûre. Wiley.

Respiration courte, rapide, la nuit. Bigelow.

* Asthme, surtout pendant le mouvement, et douleur de brisement; à gauche, aux fausses côtes. 806.

Respiration courte. 768, 783. — Asthme. Piqûre. Muller.

Respiration accélérée et pénible, avec chaleur et mal de tête; le deuxième jour. Hays.

755. Légère oppression de la poitrine, avec besoin répété de faire de profondes inspirations. Hays.

Sensation comme s'il n'était pas en état de respirer. Wells.

Sensation comme s'il ne pouvait plus respirer.

Il lui est impossible de rester dans une chambre fermée, trop chauffée. Langstroth.

Douleur au cœur qui coupe la respiration. 815.

760. Inspiration pénible comme dans le croup. Piqûre. Wiley.

Respiration difficile, anxieuse, avec resserrement au cou, plus intense en étant couché. p, 775.

* Respiration excessivement pénible, violente respiration abdominale et toux bruyante. 446.

* La respiration est difficile en montant les escaliers. 1253.

Pression dans le dos qui rend la respiration difficile. 855.

765. Respiration difficile avec pression sur la poitrine. 812.

* Haleine fétide avec inflammation de l'estomac. 530.

En respirant, douleur à travers la poitrine. 786.

POITRINE. * Après une anasarque datant de plusieurs années, sensation de plénitude dans la poitrine, respiration courte, qui l'empêche de rester couchée horizontalement, quelquefois douleurs sourdes, quelquefois aiguës, dans la poitrine. Chez une vieille femme. Ap. 3ᵉ, administré de jour à autre, la rétablit. Wells.

———

770. * Poitrine oppressée, respiration très-difficile, sensation de suffocation même en appuyant contre le dossier de la chaise. 580.

* Asthme. La poitrine est oppressée en inspirant, sensation de chaleur dans la poitrine, augmentant sans cesse pendant plusieurs semaines. Chez un homme de soixante-dix ans; tinct. 3ᵉ, tous les jours, le rétablit complétement dans la semaine. Wells.

* Faiblesse générale aggravée par un temps froid, accompagnée *de soufflance asthmatique, toux*, sentiment de suffocation, douleur dans la poitrine, froid et mort des membres, qui deviennent bleuâtres. Chez une femme, depuis des années. Apis produisit une amélioration notable. Kellogg.

* Imminence d'hydrothorax, dans une ascite. 580.

* Hydrothorax dans plusieurs cas; tinct. Wells, Humphreys. Dans un cas; trit. Marcy.

775. Sentiment de plénitude, constriction ou étranglement dans la gorge, avec respiration difficile, anxieuse, plus intense dans la position horizontale. *p*, Marcy.

* Sentiment de plénitude dans la poitrine. 768.

Plénitude, tension et pression dans la poitrine; le premier jour. Wells.

Sentiment de plénitude dans la poitrine. 783. Sensation de pesanteur. 802.

Dans la partie supérieure de la poitrine, une sorte de douleur pressive. Langstroth.

780. Pression dans la poitrine, de suite. Humphreys.

Pression sur la poitrine, précédée de douleurs dans les épaules et les bras. 868.

Pression dans la poitrine. 777.

Douleurs sourdes persistantes dans le côté gauche de la poitrine, près du milieu du sternum, à diverses reprises dans la journée; avec sentiment de plénitude dans la poitrine et respiration courte; le premier jour. Wells.

* Douleurs sourdes et aiguës dans la poitrine, chez une hydropique. 768.

785. Sensation dans la poitrine comme si des liens ou des cordons, partant de la fossette du cou, étaient tiraillés de temps en temps. *p*, 735.

En toussant et à chaque pression, douleur en haut au-dessous de la clavicule et de là à travers la poitrine. *p*, C. Hering.

De suite, une douleur sur une petite place, à gauche, à la partie inférieure du sternum; le quatorzième jour. Th., C. Hering.

Douleur à la poitrine, à gauche, aux dernières côtes, dans ou au-dessous de la région du cœur; dans la deuxième semaine. O., C. Hering.

Tiraillement déchirant partant du côté gauche, en bas, près le sternum, dans la poitrine, çà et là, se dirigeant en haut et à la fin dans la mâchoire inférieure; en outre, douleur dans le dos et sensation comme si les règles allaient couler; le vingt et unième jour. Th., C. Hering.

790. * Douleurs dans la poitrine avec souffrances respiratoires. 772.

* Douleurs hypocondriaques s'étendant en haut. 537.

Point de côté. Piqûre. Neumeister.

Élancements à travers la poitrine et le dos, la nuit. Hays.

Élancements à travers la poitrine et le dos, la nuit; le sixième jour. 2, Humphreys.

795. Douleur dans la poitrine, un élancement, tantôt à gauche, tantôt à droite, là où les cartilages costaux se dirigent du creux de l'estomac vers l'hypocondre; en même temps, obscurcissement devant les yeux avec douleurs dedans; dans la matinée, le troisième jour. O., C. Hering.

Élancement à gauche, sous le bras, près la quatrième et cinquième côte, en respirant et hors le temps de la respiration; dans la quatrième semaine. Th., C. Hering.

Élancements à travers les côtés de la poitrine et les poumons. 735.

* Élancements dans le côté gauche de la poitrine. Hays.

800. Douleurs aiguës à travers la poitrine; la nuit du cinquième jour. 2, Humphreys.

Quelquefois douleurs aiguës et élancements à travers la poitrine. Langstroth.

Douleur dans la poitrine comme après une meurtrissure et sentiment de pesanteur dedans, pendant plusieurs jours. Humphreys, Bishop.

Sentiment de plaie, de paralysie, de meurtrissure dans la poitrine, comme après une lésion récente à la suite d'un serrement, d'une blessure ou d'un coup. Bishop.

Sensation comme si la poitrine était meurtrie, serrée ou brisée, à la région des dernières côtes. *p*, Bishop.

805. Région sus-claviculaire sensible à la pression, des deux côtés. 733.

* Après une douleur de meurtrissure, datant de plusieurs semaines, dans la poitrine, surtout au côté gauche, comme si elle avait été serrée et blessée, et un accès de respiration excessivement douloureux, comme pendant une pneumomie, très-grande sensibilité, avec douleur d'érosion dans la région au-dessous des dernières côtes du côté gauche, que l'inspiration n'augmente pas, mais respiration très-courte, surtout après le mouvement; toute la poitrine est comme si elle avait été contuse; froid, affaissement particulier et faiblesse, comme si toute la force vitale avait cessé dans les centres intérieurs. Chez un individu qui souffrait fréquemment d'affections rhumatismales alternant avec un flux salin (salzfluss). Apis augmenta d'abord les souffrances sous-costales et provoqua une diarrhée indolore; immédiatement après commença le mieux, la guérison suivit au bout de peu de temps. Bishop.

Froid dans le milieu du sternum. 529.

Sensation de chaleur modérée ou brûlure dans la poitrine; le premier jour. Wells.

Sensation de chaleur brûlante dans la poitrine et dans l'estomac; le matin de bonne heure; le deuxième jour. Wells.

810. Chaleur dans la poitrine. 1104.

* Sensation de chaleur dans la poitrine, avec raccourcisse-
ment de la respiration. 771.

Tressaillement et pression sur la poitrine, avec respiration
difficile; dans la matinée du deuxième jour. O., C. Hering.

CŒUR. Douleur au cœur. Piqûre. Tissot.

Plusieurs fois, douleurs pongitives au-dessous du cœur.
Hays.

815. Douleurs près du cœur, qui interceptent la respiration, à droite. Par accès, plusieurs jours. Wells.

Battements du cœur lents, le pouls radial est à peine sensible. Guêpe. Piqûre. Bibl. méd.

L'activité du cœur est interrompue. Piqûre. Thorley.

Pouls à peine sensible. Guêpe. Piqûre. Bibl. méd. Abeille.
Piqûre. Bishop.

Le pouls baissa de suite. Piqûre. J. Mease.

820. En faisant une saignée, le sang ne coula pas. Piqûre.
J. Mease.

Le sang de la saignée, chez une jeune femme bien portante, cinq minutes après la piqûre, était incolore et rouge
seulement au milieu du vase. Piqûre. C. Hering.

Pouls accéléré; le premier jour. Wells.

Pouls de soixante-cinq à soixante-dix-sept; le premier jour.
Wells.

Pouls à quatre-vingt-quinze, plein et fort. Bigelow.

825. Le pouls a augmenté de vingt pulsations, et est fort
et plein. Deuxième expérience. Bigelow.

Pouls à quatre-vingt-huit, avec sensation de chaleur, le
soir. 1105.

* Pouls rapide, très-dur. 706.

* Pouls fréquent, filiforme, avec inflammation de l'estomac. 530.

* Pouls dur, comme si des grains de plomb roulaient sous
les doigts, avec toux bruyante et respiration abdominale. 746.

830. * Pouls petit, rapide, dans une hydropisie. 580.

* Pouls rapide, filiforme, dans une ascite. 579.

COU. * Rougeur et gonflement à la partie antérieure du
cou; tuméfaction de glandes. 388.

Les ganglions du côté lésé du cou s'enflent. Piqûre. Raue.

Dans la fossette du cou, excitation à tousser. 737.

835. La fossette du cou est comme érodée, sensible à la pression. 435.

A partir de la fossette du cou, comme si des liens étaient tiraillés à travers la poitrine. 735.

NUQUE. Tension dans le côté droit de la nuque, au-dessous et derrière l'oreille; de suite. 6, Humphreys.

Douleur tensive aiguë remontant de la nuque derrière l'oreille gauche et se répandant sur le côté gauche de la tête; le premier jour. 2, Humphreys, Langstroth.

Douleur s'étendant depuis l'épaule jusqu'à la nuque. 867.

840. Nuque roide. Langstroth.

Légère sensation de roideur dans le sillon de la nuque et dans les lombes. Hays.

Élancements rhumatismaux très-violents dans les muscles du côté droit de la nuque, aggravés par le mouvement de la tête vers ce côté; commençant le matin au lever, excessivement douloureux. Ils sont moins manifestes dans les mouvements de la tête en d'autres directions; le deuxième jour. 1, Humphreys.

Élancements rhumatismaux au côté droit de la nuque. Langstroth.

Violente douleur lancinante brûlante sur des petites places au côté gauche au-dessous de la nuque, derrière la tête et au bras gauche; après deux heures. a, C. Hering.

845. Tumeur dans la nuque, de sorte que la tête est portée vers la poitrine. Piqûre. Volksblaetter, I, p. 29, 1835.

Urticaire dans la nuque. 171, 1220.

* Éruption. 1228.

* Dartre annulaire dans la nuque, rouge et érodée par le frottement des vêtements, chez une fille de douze ans. 30°, une dose. Wells.

DOS. Pression au-dessous des omoplates; douloureuse pendant le mouvement. Langstroth.

850. Pression sourde au-dessous de l'omoplate, avec sensation de brisement pendant le mouvement de l'épaule. Hays.

APIS MELLIFICA.

61

Douleur au dos, au-dessus des omoplates, plus violente à droite; le premier et le deuxième jour. *a*, C. Hering.

Faiblesse particulière, très-grave, le long du dos, aux deux côtés de la colonne vertébrale, comme si la faiblesse l'empêchait de se coucher dessus. 2, *b*, C. Hering.

Pression, en arrière, au-dessous des dernières côtes, sur les deux côtés de la colonne épinière, que la respiration aggrave un peu, à peu près comme quand on a peur; le vingt et unième jour. Th., C. Hering, Comp., 789.

Meurtrissure dans le dos, vers les dernières côtes, sur une étendue de la paume de la main, comme si les muscles étaient à vif en dedans, surtout à gauche; le troisième jour. *a*, C. Hering.

855. Dos comme brisé. 992, 1069.

Douleur dans le dos. 789.

Élancements à travers le dos. 794.

Élancements dans le dos et la poitrine. 795.

Froid qui parcourt le dos. 1081.

860. Chaleur fugace, subite, sur le dos, et comme si un coryza allait survenir, en même temps douleur dans la symphyse iliaque avec le sacrum; à gauche. Bishop.

Picotements au dos. 1142.

* Éruption, comme des piqûres de cousins, chez un enfant. 1208.

Élancement brûlant intense en haut dans le sacrum; après quatre heures et demie. *a*, C. Hering.

Efforts dans le sacrum comme si la menstruation allait s'établir. 701.

865. Douleur dans l'articulation sacro-iliaque. 860.

Sensation de roideur dans le sacrum. Langstroth, 841.

EPAULES, BRAS. Douleur tensive dans l'épaule gauche qui s'étend en haut sur la nuque; le deuxième jour. 2, Humphreys.

Douleur dans l'épaule droite et le bras, et pression sur la poitrine; le premier jour. 1, Humphreys.

Douleur à l'épaule droite et à la partie supérieure du bras; de suite. Humphreys.

870. Douleurs tiraillantes depuis les épaules, et à travers le bras. 874.

Sensation paralytique dans les omoplates. 685.

L'odeur du creux de l'aisselle augmente et devient très-pénétrante; le quatrième jour. Kellogg.

Douleurs sourdes comme dans les os du bras et des doigts. Hays.

Douleurs tiraillantes dans les bras, qui prennent leur point de départ dans les épaules et s'étendent jusque dans la pulpe des doigts. William Helmuth.

875. La partie supérieure du bras est douloureuse. 869.

Engourdissement formicant dans les bras, surtout dans le gauche. 170.

Embarras dans le bras gauche; après quinze minutes. a, C. Hering.

Gonflement de tout le bras, au point qu'il ne pouvait qu'avec beaucoup de peine ôter son habit, le soir, et le remettre avec beaucoup plus de difficulté le lendemain matin. Après une piqûre dans la main. Le bras resta très-sensible pendant plusieurs jours. Piqûre. Cotton.

Main et bras gonflés et douloureux, pendant plusieurs jours. Piqûre. Bibl. méd.

880. Œdème du bras droit paralysé, plus tard paralysie de tout le côté droit, avec gonflement œdémateux, au point que l'œil droit est fermé. Chez une femme de quatre-vingts ans. Apis enleva l'enflure. Bonneville.

Élancement pruriteux à la face postérieure du bras. 1144.

Élancement brûlant au bras gauche. 844.

Taches blanches et rouges au bras. Piqûre. J. Mease.

Douleurs lancinantes dans le coude gauche, instantanées, mais de courte durée; le troisième jour. Kellogg.

MAINS ET DOIGTS. 885. Tremblement des mains. 356.

Les mains sont comme mortes, pendant le froid. 1081.

* Mains bleues, avec tendance à se refroidir. 604.

Brûlure, comme par du feu, sur de petites places bien circonscrites, aux mains, pendant plusieurs minutes; le deuxième jour. 1, Humphreys.

Brûlure et picotements dans les mains, surtout dans la paume, qui deviennent très-rouges, une demi-heure après une piqûre au cou. L'eau froide soulage. Piqûre. Langstroth.

890. Mains chaudes. 1081.

Mains chaudes, pendant le frisson. 1085.

Le dos de la main enfle jusqu'au bout des doigts. Après une piqûre en cette partie. Cotton.

La main droite enfle, de couleur rouge bleuâtre pâle; la pression du doigt y laisse des taches blanches qui disparaissent lentement, mais pas d'enfoncements, sans chaleur et sans douleurs, à l'exception d'une légère tension, dans une fièvre ortiée. b, C. Hering.

Picotement aux mains, dans les paumes et sur le dos. 1142.

895. Prurit dans la paume des mains, le plus souvent de la gauche, sur de petites places brûlantes. a, C. Hering.

Taches rouges et excoriées dans la paume des mains. Piqûre. J. Mease.

Prurit et brûlure sur le dos des mains, aux articulations métacarpo-phalangiennes et aux premières phalanges, surtout de la main droite; la peau commence à se gercer çà et là, comme si elle avait été exposée au froid, ce qui n'était pas le cas, le soir à neuf heures; le cinquième jour. Th., C. Hering

Prurit et crevasses à la main droite, même encore le septième jour. Th., C. Hering.

Prurit et crevasses à la main droite, la lèvre inférieure même commence à se gercer, le soir; le huitième jour. Th., C. Hering.

900. Urticaire sur le dos de la main. 1207, 1212.

* Éruption aux mains. 1228.

Chatouillement aux doigts de la main gauche; de suite. Humphreys.

Les phalanges (os) sont douloureuses. 873.

Vulsion brûlante, comme une contraction lancinante au pouce droit, de dehors en dedans; même sensation en d'autres parties; le deuxième jour. C. Hering.

905. Douleurs tiraillantes qui s'étendent jusque dans le bout des doigts. 874.

Doigts froids, 1091 ; froid aux mains. Piqûre. J. Mease.

Sentiment très-distinct d'engourdissement dans les doigts, surtout dans les extrémités, autour de la racine de l'ongle, avec la sensation comme si les ongles étaient branlants et allaient s'en séparer. William Helmuth.

Ardeur comme du feu dans les bouts des doigts. Humphreys.

Élancement brûlant aigu dans les bouts des doigts. 2, Humphreys.

910. Ardeur intérieure autour d'une envie, au côté externe du quatrième doigt droit, où il ressent de la douleur, sans rougeur et sans aggravation à la pression. Brûlure continuelle dans les bouts des doigts ; le quatrième et le cinquième jour. *a*, C. Hering.

Les doigts gonflaient et restaient très-sensibles pendant plusieurs jours ; après une piqûre. Cotton.

Le doigt piqué était peu ou pas gonflé. Piqûre. J. Mease.

L'index était engourdi, mais non sensible ni même gonflé. Pendant plusieurs jours apparaissaient des taches noires dans la peau. Piqûre. Cotton.

Prurit aux doigts. 1144.

915. * Ampoule à l'extrémité du doigt indicateur gauche qui, ouvert, laissait suinter d'abord une sanie sanguinolente, et, plus tard, un pus laiteux, avec brûlure violente, battements et douleurs rongeantes ; depuis deux jours elle s'étend sans cesse en rongeant les parties environnantes. Apis 30ᵉ enleva les douleurs en moins d'une heure. Kn., C. Hering.

Sensation comme si les ongles étaient brûlants et allaient se détacher. 907, Comp. Chute du sabot. 959.

MEMBRES ABDOMINAUX. Douleur de plaie dans l'articulation de la hanche gauche, de suite après chaque dose, 2ᵉ ; plus tard, faiblesse, incertitude, tremblement dans cette articulation. *p*, Berens.

Douleurs sourdes comme dans les os des membres abdominaux. Hays.

Tiraillement à travers la cuisse jusque dans les bouts des

orteils, avec sentiment d'engourdissement dans ces derniers. William Helmuth.

920. Sentiment de meurtrissure dans les chairs des membres inférieurs, qui cesse en marchant et revient en restant assis. Hays.

Paralysie des membres inférieurs. 998.

Prurit brûlant çà et là, surtout à la face postérieure de la cuisse gauche; après quatre heures. a, C. Hering.

Un élancement pruriteux à la face postérieure de la cuisse. 1144.

Prurit et picotement aux membres inférieurs. 1143.

925. * Éruption au côté interne de la cuisse. 1228.

* Urticaire, 1220; * comme des piqûres de cousins, chez un enfant, 1208; éruption dartreuse. 1221.

GENOUX. Violente douleur au genou, en dehors, au-dessus et au-dessous, le plus souvent en haut et un peu en avant. Au bout de deux heures et demie.

Violentes douleurs de courte durée, en avant et en bas; après six heures, violentes çà et là, en dehors; le deuxième jour. a, C. Hering.

Gonflement douloureux, soufflé, du genou; chez un homme de quarante-cinq ans, tempérament nerveux sanguin. Cinq doses apis, alternées avec iod., une tous les trois jours. Bonneville.

930. * Gonflement du genou gauche, après une entorse, chez un homme de vingt ans (tempérament sanguin, bilieux, phlegmatique), qui avait fait une chute de cheval. Une dose apis guérit la tumeur du genou, qui revint au bout de deux semaines après être resté trop longtemps debout, et une seule dose apis guérit très-promptement. Bonneville.

Élancement brûlant aigu au genou; le premier jour. 2, Humphreys.

Grattement, comme par un insecte, au côté interne du genou droit, le matin; le quatrième jour. a, C. Hering.

* Éruption au-dessous des genoux. 1228.

Engourdissement pruriteux depuis le genou gauche jusqu'au pied. 170.

935. Éruption ortiée aux mollets. *p,* 1235.

* Froid glacial des membres inférieurs. 239.

* Enflure de la cuisse. 1253.

PIEDS. Tremblement des pieds. 336.

Lourdeur et roideur des pieds. 952.

940. Douleurs lancinantes passagères dans la malléole externe du pied gauche; pendant quatre jours. Kellogg.

Élancements dans les deux petits orteils; le premier jour. 2, Humphreys.

Douleurs tiraillantes s'étendant jusque dans les orteils. 919.

Pieds froids, les joues étant brûlantes. 527.

Brûlure et picotement aux pieds. Après une piqûre au cou. Langstroth.

945. Ardeur aux pieds; le premier jour. Wells.

Ardeur aux orteils, avec rougeur et chaleur, tandis que les pieds sont froids; pendant une demi-heure. Hays.

Taches rouges et blanches aux pieds. Piqûre. J. Mease.

Ardeur brûlante aux orteils et rougeur érysipélateuse. Une tache circonscrite au pied, tandis que le reste en est froid; pendant une demi-heure. Humphreys.

Sentiment d'engourdissement dans les orteils. 919.

950. Sensation dans les orteils et les pieds, comme s'ils étaient trop grands, gonflés et roides. Piqûre. C. Hering.

En ôtant les souliers et les chaussures, le soir, souvent, gonflement des pieds. Langstroth.

Le soir, en se déshabillant, pieds fortement gonflés, avec sensation de lourdeur et de roideur; la partie supérieure des pieds était d'un rouge clair, roide et pruriteuse; à la plante des pieds et au gras des orteils, plénitude douloureuse et sensation comme s'il appuyait sur des coussins, en marchant; le sixième jour. Après plusieurs fortes doses. Kellogg.

Chatouillement et prurit aux pieds, comme s'il y avait des angelures; le sixième jour. O., C. Hering.

Gonflement du pied et chute du sabot. Chez le cheval. Piqûre.

955. * Œdème des membres inférieurs (1546), * des pieds. 581.

* Gonflement des pieds, dans une hydropisie. 576, 1253.

* Suppression des sueurs aux pieds. 239.

* Démangeaison dans les pieds de derrière, qui se lèvent alternativement pendant le repos; il rue aussi parfois; chez les chevaux. Brauns.

Chute du sabot, chez le cheval. Piqûre. Comparez 916.

MEMBRES EN GÉNÉRAL. 960. Il lui semble qu'on plonge un instrument tranchant dans toutes les articulations au même instant, comme par une décharge électrique. Guêpe. Piqûre. Bibl. méd.

Froid des membres. Piqûre. 1020. Bishop.

Froid des membres, pendant le frisson. Piqûre. J. Mease.

* Froid et mort, et bleuissement des membres. 772, 581.

Les nœuds arthriques qui avaient existé antérieurement reviennent après une piqûre d'abeille et disparaissent après apis 30ᵉ. *Volksblaetter*, I, p. 29.

965. Enflure d'abord aux articulations, où se formaient des nœuds, qui semblaient enflammés et causaient beaucoup de démangeaison. Piqûre. Raue.

Gonflement de la nuque, chez des goutteux. Piqûre. Volksblaetter.

* Éparvins et vessigons, chez le cheval. Brauns.

Mes chairs étaient sensibles comme si on les labourait avec des lancettes; le lendemain, après avoir reçu beaucoup de piqûres. Sydserff.

— *b.* Toute la surface du corps devenait extraordinairement sensible au toucher, chaque cheveu est douloureux au moindre attouchement. 6, Humphreys, 968.

Tout le corps est comme meurtri: les côtés, les hanches, le dos, en un mot toutes les parties, avec agitation toute la nuit, et selle molle pressante, le matin. Après quelques globules de la 6ᵉ, pris le soir, à cause d'une forte chaleur. Les mêmes sensations se répètent après chaque dose. Humphreys.

* Douleur de meurtrissure sur tout le corps, au point que toutes les parties du corps, mais en particulier les musculeuses, sont excessivement sensibles, même à la moindre pression; la douleur qu'il en ressentait persistait encore le lendemain. Pendant six mois. 2, Berens.

NERFS, MUSCLES, FORCES. 970. Tout le système parut affecté au plus haut degré. Piqûre. Langstroth.

Irritabilité excessive des nerfs. *p*, Bloede.

Agitation nerveuse. Piqûre. Langstroth.

Agitation nerveuse pendant la dernière moitié de la nuit. Humphreys.

Sensible aux pointes d'acier dirigées contre elle; il lui semble qu'on lui soulève la peau du front. *p*, Bloede.

975. Agitation corporelle (717), comme après un travail rude. 994.

* Irritabilité corporelle, chez un hémorroïdaire. 633.

Faiblesse et mauvaise humeur; de suite. William Helmuth.

Souvent perte de toutes les forces avec un sentiment de tremblement général. Langstroth.

Lassitude générale avec tremblement; le premier et le deuxième jour. Wells.

980. Tremblement. Piqûre. Muller.

Sensation de tremblement, avec chaleur. 1105.

Tremblement sur la poitrine. 812.

Tremblement des mains et des pieds. 536.

Vulsions. Piqûre. Tissot.

985. Sursauts effrayants pendant le sommeil; le soir. 1038.

* État éclamptique, chez une femme en couche, avec rires. 725.

Sensation dans tout le corps comme si tout était trop gros. Piqûre. C. Hering.

Engourdissement sur tout le corps; de suite. Piqûre. Coxe.

Malaise général, avec gonflement érysipélateux, rouge bleuâtre. 1222.

990. Fatigue et lassitude pénible. Langstroth.

Sentiment général de lassitude; le deuxième jour. Wells.

Fatigue, tous les membres sont comme brisés, surtout le dos; le lendemain, il se sent comme s'il avait fait de violents efforts la veille; intense surtout quand il se lève après avoir été assis, et est obligé de s'étendre, dès qu'il vient dans la rue; après six heures. *a*, C. Hering.

Tous les signes précédents existant, il éprouve un sentiment continuel de lassitude et de grand abattement. William Helmuth.

Agitation extraordinaire, l'après-dînée, avec grande prostration, comme s'il avait fait un violent travail corporel. En respirant le venin des abeilles pendant la récolte d'un essaim. William Helmuth.

995. * État de paresse, d'indifférence, chez un enfant. 171.

Grand abattement, pendant plusieurs jours. Piqûre.

Pandiculations. 1069.

Paralysie générale, surtout dans les membres inférieurs. Bourdon. Neidhard.

La fatigue augmente et le mal de tête diminue, pendant la diarrhée. William Helmuth.

1000. Lourdeur et affaissement pendant la fièvre. 1081.

Il est obligé de se coucher. Piqûre. J. Mease, Boston Galaxy.

Le malaise l'oblige à se coucher. Piqûre. Raue.

Sans ressentir de la faiblesse ou l'approche d'une défaillance, il est obligé de se coucher instantanément par terre. Piqûre. C. Hering.

Il s'affaisse sur sa chaise. Piqûre. J. Mease.

1005. * Fatigue et abattement, dans les diarrhées chroniques. 604.

* La plus grande fatigue et relâchement. Chez un enfant. 171.

* Fatigue. 581.

* Affaissement, pendant l'hydropisie. 580.

* Affaissement et faiblesse qui semblent partir des ganglions du centre. 806.

1010. Lypothymie. Piqûre. 717, Hildanus, J. Mease.

Grande faiblesse, par accès. C. Hering.

Faiblesse particulière dans le dos. 852.

* Faiblesse générale, plus grande pendant une température roide, avec souffrances du côté de la poitrine. 772.

* Faiblesse excessive, qui semble prendre son origine dans les ganglions du centre; dans une migraine chronique. 152

1015. Accès de faiblesse avec tournoiement; le soir; le troisième jour. O., C. Hering.

Malaise lypothymique. 504.

Syncope. Guêpe. Piqûre. Hildanus.

Syncopes et vulsions, quand les douleurs sont intenses. Piqûre. Tissot.

Syncopes, tremblement. Piqûre. Muller.

1020. Chute subite de la force vitale, vomissements; diarrhées copieuses, froid des membres, pâleur de la face, violentes douleurs sécantes dans le bas-ventre, faiblesse du pouls, à peine perceptible au poignet. Les piqûres rougissent un peu, beaucoup plus tard. Bishop.

Faiblesse telle dans la partie piquée, qu'il était obligé de se coucher et qu'il perdit connaissance. Après une piqûre dans le doigt médian. J. Mease.

Il se sentait très-drôle, instantanément, et il lui semblait qu'il allait tomber en défaillance; désir de boire de l'eau, peu de temps avant la mort. Après une piqûre dans la cloison nasale. J. Mease.

Il était obligé de se faire conduire chez lui, se jetait sur le lit, incapable qu'il était de se tenir droit. Piqûre. Boston Galaxy.

Il rentre chez lui, se couche et veut se laver le visage, qui est rouge, reste droit et désire prendre quelque boisson; les lèvres sont froides; il meurt dix minutes après la piqûre (bourdon) dans la tempe. J. Mease.

1025. Insensibilité complète avec vomissements, désir de repos et de sommeil; battements du cœur lents et pouls radial à peine perceptible. Guêpe. Piqûre. Bibl. méd.

SOMMEIL. Tendance à bâiller (Bigelow), le matin; le quatrième et le cinquième jour. 1073.

Bâillements, frisson, mal de tête. 111.

Bâillement, dans une hémorrhagie utérine. 717.

Il désire se reposer et dormir, mais on l'obligeait de se donner du mouvement. Guêpe. Piqûre. Bibl. méd.

1030. Il désire ardemment dormir, et nonobstant il fait encore dix minutes de chemin. Piqûre. J. Mease.

Somnolence, affaissement et vomissement de la bile. William Helmuth.

Grand désir de dormir jusqu'au plus haut degré de la somnolence. William Helmuth.

L'abattement avec grande envie de dormir persiste encore, quoique les autres souffrances aient déjà cessé. William Helmulth.

Somnolence et mal de tête. 287.

1035. * Tendance au sommeil, pendant l'érysipèle à la mâchoire inférieure. 338.

* Envie de dormir le jour, paresse, indifférence; chez un enfant. 171.

Grande somnolence, de bonne heure, le soir; le deuxième jour. a, C. Hering.

Le soir, en étant assise, elle s'endormait et se réveillait en sursaut au moindre bruit, et à différentes reprises; après une heure. O., C. Hering.

Pendant le sommeil, sursaut avec frayeur, et toux légère. 1105.

1040. Réveil fréquent, la nuit (1047, 1069), pour uriner. 646, 660.

Il s'éveille quatre fois, la nuit, avec grande soif d'eau froide. William Helmuth.

Douleur brûlante au-dessous des côtes gauches qui retarde le sommeil, la nuit. 535.

Élancements dans la peau, comme des piqûres d'insectes, qui empêchent le sommeil. 1145.

Tension au visage qui réveille la nuit. 359.

1045. Le matin, de une heure à quatre heures, tension et enflure au visage et aux lèvres. 359.

Insomnie. Piqûre. Tissot.

Sommeil excessivement agité, réveil fréquent, la nuit, et *rêves incessants*. Langstroth.

Sommeil plein de rêves, le troisième jour; jusqu'au onzième jour. 2, Humphreys, Hays. Se répète dans toutes les expériences. Humphreys.

* Rêves qui troublent le sommeil. 530.

1050. * Rêves terribles qui troublent le sommeil, avec érysipèle à la mâchoire inférieure. 588.

Rêves d'affaires, pleins de soucis et de fatigue. Langstroth.

Il s'occupe toute la nuit d'un appareil mû par des mouches, et cherche à redresser les ailes de celles qui se refusent au travail. Langstroth.

Un jeune homme rêve qu'il est devenu une jeune fille. R., Brauns.

Il rêve qu'il voyage en faisant de grands bonds, comme un oiseau, à travers les airs. R., Brauns.

1055. Il rêve souvent qu'il vole à travers les airs. Langstroth.

Rêves, le plus souvent de voyages. Humphreys, 1059.

Sensation comme de locomotion, comme s'il voyageait sur le chemin de fer. Wells.

Rêves désagréables de diables qui le poursuivent. Wells.

Il rêve d'un grand fourneau chauffé; il devait traverser un sentier brûlant, et marcher pendant longtemps dans un chemin boueux, couvert de flaques d'eau; enfin il arriva à l'heure du dîner dans un endroit où beaucoup de monde était réuni; le premier jour. Th., C. Hering.

1060. Rêves de plusieurs personnes qui se querellaient. Il en saisit une entre autres qui était presque enragée, et la mit à la porte, ce qui l'apaisa. Bourdon. Neidhard.

Elle rêve qu'elle a mal au ventre et la diarrhée; la première nuit. O., C. Hering.

Il s'éveille fréquemment, la première nuit, avec rêves pénibles d'occupation de diverses natures. Wells.

* Sommeil avec marmottement et rêvasseries effrayantes, incohérentes et toux bruyante. 446.

* Sommeil rempli de rêves, la nuit; chez un enfant. 171.

b. Agitation nerveuse, toute la nuit, qui l'empêche de s'endormir. Humphreys.

1065. Jactation et agitation, dans la deuxième moitié de la nuit; le troisième jour. 2, Humphreys, 973.

Agitation nerveuse, surtout dans la deuxième moitié de la nuit. Langstroth.

Il n'a nulle envie de dormir, il lui semble que son cerveau n'a pas besoin de repos, ni le jour ni la nuit. Langstroth.

En s'éveillant, térébration dans la tempe (130); douleur pressive. 122.

Le matin, il a trop dormi et refuse de se lever; courbature dans le dos; il est obligé de s'étendre; la tête est comme hébétée; le deuxième jour. O., C. Hering.

1070. * Le matin, sommeil profond, on doit la lever du lit, la secouer afin de l'éveiller. Chez une fille de huit ans. 171.

Après le lever, le matin, bâillements fréquents, quoiqu'elle ait assez dormi; le deuxième jour. Th., O., Hering.

Sommeil trop prolongé; du deuxième au troisième jour. Th., C. Hering.

Elle bâille beaucoup et a de fréquentes envies de dormir; elle se ressent toute la journée de la moindre interruption dans son sommeil du matin; dans la quatrième et cinquième semaine. Th., O., Hering.

Elles dorment très-longtemps, le matin; pendant plusieurs semaines. Chez plusieurs. C. Hering.

1075. Les suites des piqûres s'amendent après le sommeil. Bibl. méd., J. Mease.

FROID, FRISSON, CHALEUR, SUEUR. Sensation bizarre, intérieure, de tremblement, comme à la suite d'une maladie, avec une sorte de frisson, sans froid et sans secousses, le long du dos, plus dans la moitié supérieure. L'après-dînée, de trois à cinq heures, après sept à neuf heures. *a*, C. Hering.

État fébrile avec tremblement, pendant une colique. 552.

Frisson général, sentiment de malaise qui l'oblige à se coucher. Piqûre. Raue.

Disposition à frissonner, de temps en temps. Bigelow.

1080. Frisson léger, très-passager, suivi de chaleur; la nuit. Bigelow.

Tous les jours, l'après-dînée, à trois ou quatre heures, froid fébrile, avec horripilation, plus fort dans la chaleur; le froid parcourt le dos, les mains sont comme mortes; après une heure environ, chaleur fébrile avec toux rauque, chaleur des joues et des mains, sans soif; cet état disparaît peu à peu, mais elle se sent ensuite lourde et affaissée. *b*, C. Hering.

Frissonnement en étant assis, déterminé par le moindre mouvement; le soir, avec chaleur au visage et céphalalgie; le deu ème jour. Th., C. Hering.

Frisson, le soir (110), bâillement et mal de tête (111), avec mal de tête le soir (110), et froid du bout du nez, le soir; le quatrième jour. Th., C. Hering.

Frisson, pendant le mal de dents. 110.

1085. A différentes reprises, frisson et chaleur aux mains; dans la quatrième semaine. Th., C. Hering.

En la couchant dans le lit, à midi, violent frisson, quoiqu'il fît un temps chaud magnifique; le visage resta néanmoins rouge et le corps couvert de grandes taches rouges. Piqûre. Langstroth.

Frisson, froid des membres et nausées. Piqûre. J. Mease.

Frisson général qui parcourt tout le corps, revenant à de courts intervalles; il y a quelque chose de roulant, car il monte comme une vague. Guêpe. Piqûre. C. Hering.

Frisson après de la chaleur de trente-six heures. 1102.

1090. Frisson subit, puis chaleur et sueur. Piqûre. Raue.

Frisson, avec froid aux doigts, surtout de la main gauche, le soir; le troisième jour. Th., C. Hering.

Sentiment de froid sans froid à la peau, pendant le frisson. 1102.

Horripilation et diarrhée. Piqûre. Muller.

* Frissonnement, puis chaleur et inflammation de la gorge. 471.

1095. * Frissonnement, pendant les souffrances de la poitrine. 806.

Froid aux pieds avec chaleur brûlante des orteils. 946, 948.

Froid des pieds et ardeur des joues. 527.

Fièvre. Piqûre. Tissot.

Fièvre intense. Piqûre. Kirby. Et danger de mort. Piqûre. Thorley.

1100. Fièvre et une éruption ortiée, à la suite d'une piqûre dans la main. Neumeister.

Horripilation et ensuite une éruption ortiée. Piqûre. Muller.

Chaleur fébrile croissante pendant trente-six heures, puis, à cinq heures du matin, violent frisson, avec sensation de froid, qui n'existe cependant pas. p, Bishop.

Chaleur générale, rougeur de la face comme dans la scarlatine, éruption sur le corps comme dans la rougeole, toux et respiration laborieuse comme dans le croup, marmottement et délires (comme dans l'encéphalite). Amélioration après l'administration de l'ipéc. comme vomitif. p.

Sensation de chaleur générale, plus à la poitrine et à la région de l'estomac; le premier jour. Wells.

1105. Sensation de chaleur par tout le corps, sans chaleur extérieure; puis tremblement, comme précédemment; pouls à quatre-vingt-huit; au bout de quelques minutes, en restant debout, tournoiement et comme si elle allait tomber en syncope; elle est obligée de s'asseoir, devient très-pâle et a des envies de vomir. Elle s'endort après s'être couchée sur le sofa. Pendant le sommeil, sursauts effrayants, avec toux légère, elle se tourne vers l'autre côté et se rendort tranquillement. Le soir, tout de suite après avoir renouvelé la dose; le deuxième jour. O., C. Hering.

Chaleur, la nuit, avec excitation; le premier jour. Wells.

Chaleur, la nuit, précédée de frisson. 1080.

Chaleur précédée de frisson, le soir. 1081.

Chaleur avec mal de tête. 109.

1110. * Chaleur, la nuit, avec diarrhées et amaigrissement. 482.

* Chaleur dans la tumeur que forment les grandes lèvres. 705.

Chaleur en respirant rapidement. 754.

La chaleur de l'appartement est insupportable. Langstroth.

* Violente chaleur fébrile, sécheresse de la peau et puis toux bruyante. 746.

1115. Chaleur fugace le long du dos. 860.

Ardeur de la peau aux mains. 888.

Chaleur brûlante des pieds. 945.

Chaleur dans des places circonscrites, au pied. 948.

* Chaleur et éruption. 1146, 1211.

1120. * Chaleur intense, à la suite d'une scarlatine rentrée. 1237.

Sensation comme si la sueur allait survenir. 860.

Sueur telle, qu'elle perce les habits. Piqûre. J. Mease.

Sueur, de temps en temps. Bigelow.

Alternativement sueur et sécheresse de la peau. Bigelow.

1125. Sueur parfois, avec mal de tête et chaleur. 146.

Sueur et ensuite amélioration instantanée, dans l'érysipèle. 388.

Sueur précédée de tremblement et de lipothymies, puis éruption ortiée. Piqûre. Muller.

PEAU. Pâleur de l'enfant. Piqûre. Sydserff.

* Pâleur et amaigrissement. 482.

1130. * Amaigrissement dans l'hydropisie. 580.

* Amaigrissement jusqu'à l'état de squelette, dans des diarrhées, à la suite de rougeole. 482.

* Amaigrissement pendant des souffrances menstruelles. 713.

— Sensibilité de la peau. Voyez 968 et suivants.

* Teinte jaune de cire de la peau, pendant des souffrances menstruelles. 713.

Sécheresse de la peau alternant avec des sueurs. 1124.

1135. * Peau sèche et rude, dans l'hydropisie. 580.

Le prurit le plus violent, comme par des pointes d'aiguilles, au point qu'il se fait frotter avec du linge sur tout le corps. Piqûre. Coxe.

Picotements sur tout le corps, à l'extérieur comme à l'intérieur. Piqûre. J. Mease.

Picotement à tout le corps, comme après la piqûre, pendant une à deux semaines, revenant après un effort ou de grands mouvements. Piqûre. J. Mease.

Prurit par tout le corps. Guêpe. Piqûre. Bibl. méd.

1140. Sensation de fourmillement sur tout le corps. Bourdon. Neidhard.

Prurit à diverses parties, surtout à la tête et aux doigts. Bourdon. Neidhard.

Picotement et fourmillement sur tout le corps, plus aux

mains, sur le dos et dans la paume des mains, au visage, au front et au-dessous des yeux, le plus souvent *sur de petites places circonscrites* (Comp. 888); tout de suite après la prise. *b*, Humphreys, Hays, Washburn.

Picotement vulsif dans la peau, en divers endroits, plus aux membres inférieurs; toute la journée; le premier jour. Wells.

Prurit picotant au côté postérieur de la cuisse droite, comme des piqûres de puce; immédiatement après le même prurit à la face postérieure du bras droit; amélioré après s'être gratté; l'après-dînée. Th., C. Hering.

1145. Sur tout le corps, à partir de la tête jusqu'aux pieds, sensation comme s'il était constamment piqué par des insectes, ce qui empêchait le sommeil, pendant toute la nuit. *p*, 2, Berens.

Sensation de chaleur brûlante, avec picotements, en divers endroits du corps, tout à la fois. Bishop.

* Boutons douloureux, brûlants, lancinants. 1228.

Prurit brûlant à plusieurs parties. *a*, C. Hering.

Taches brûlantes, pruriteuses, çà et là, sur tout le dos; le deuxième jour. *a*, C. Hering.

1150. * Prurit incommode sur tout le corps, qui rend de mauvaise humeur. Brauns.

* Prurit insupportable à l'anus, qui est gonflé. 630.

Violent prurit au scrotum, qui est enflé et tendu. Piqûre. Raue, 681.

Prurit aux pieds. 953.

* Prurit aux pieds de derrière, chez les chevaux. 958.

1155. Éruption pruriteuse (1206), prurit aux nœuds des articulations. 965.

* Picotements accompagnant les éruptions. 1146, 1192, 1196.

Élancement, comme une piqûre d'insecte, et puis tuméfaction. 359.

Prurit à la tête, 179, 1141; au front et au visage, 1142, autour de l'œil, 244, et aux sourcils, 302; *aux paupières*, 223, 244, 270, 271, 272, 274, 278, 302; dans les angles des yeux, 244, 266, 302; dans l'œil, 244; au nez, 128; au dos,

1142; *aux mains*, 897, 898, 899, 1142; dans les paumes, 895; aux doigts, 1141; aux cuisses, 1144; aux genoux, 932; aux membres inférieurs. 1143.

PIQURE. Elle crie à haute voix à cause des douleurs exces-sives, déchirantes, qui croissaient promptement, tout de suite après une piqûre de guêpe. Boston Galaxy.

1160. Violentes douleurs. Piqûre. Pendant trois jours. Pi-qûre. Kirby.

Douleur lancinante vive, gonflement et inflammation. Pi-qûre. Buchner.

Douleur lancinante qui semblait pénétrer profondément et comme si on en retirait un crochet. Guêpe. Piqûre. C. Hering.

Sensation violente, brûlante comme du feu dans l'endroit de la piqûre. Guêpe. Piqûre. C. Hering.

* Douleur comme une piqûre d'abeille. 360.

1165. * Douleurs picotantes et gonflement dans les plaies; plaies par instrument piquant de toutes sortes. *Volksblaetter*, I, p. 240.

Tout le corps est couvert de taches rouges, comme s'il était échaudé, avec chaleur brûlante et picotement. Après une pi-qûre au cou. *p*, Langstroth.

Douleur aiguë et gonflement érysipélateux, très-dur et blanc dans le milieu. Piqûre. Orfila.

L'endroit piqué forme une tumeur dure, proéminente, d'un rouge clair, et tout autour sensation de froid avec frisson. Guêpe. Piqûre. C. Hering.

Stries rouges en haut partant du nez sur la joue. *p*, 359.

1170. Tache rouge autour de la piqûre avec gonflement et stries rouges le long du doigt et du bras. Piqûre. C. Hering.

Lignes rouges le long des vaisseaux lymphatiques, depuis l'endroit piqué au doigt médian, le long du bras. Guêpe. Pi-qûre. Bibl. méd.

Rougeur de la piqûre, apparaissant seulement alors que les accidents les plus graves avaient été combattus par apis tinct. Piqûre. Bishop.

Tumeur inflammatoire qui s'étend dans toutes les direc-tions. Bourdon. Piqûre. Amoureux.

Gonflement inflammatoire jusqu'à la mort. Piqûre. Desbret, *Gaz. de Santé, Inland.*

1175. La tuméfaction persiste autant que l'aiguillon reste dans la plaie. Orfila, C. Hering.

Le visage, le cou, la poitrine et les membres devinrent considérablement enflés. Piqûre. J. Mease.

Tuméfaction prompte, considérable. Piqûre. Chelius.

Gonflement de tout le corps. Piqûre. Wiley.

Tuméfaction rouge douloureuse. Piqûre. Brandt, *Volksblaetter*, Wibmer.

1180. Tuméfaction inflammatoire de tout le corps, l'œil droit est clos, le gauche à peu près; la joue et le nez ne forment qu'une surface, le bas de la joue touchait à la poitrine, qui avait le volume d'un gros pain. Piqûre. Coxe.

Battement dans la tumeur. Piqûre. Kolbani.

Inflammation étendue du tissu cellulaire se terminant *toujours* par résolution. Piqûre. Christison.

Inflammation, violentes douleurs et gangrène. Piqûre. Zacutus Lus.

Escharres gangréneuses sur les parties piquées, aux lèvres, au nez, aux paupières, aux oreilles et à la région de l'anus. Chez un cheval.

1185. La main, le bras, le visage et la tête devinrent considérablement enflés. Après une piqûre au doigt médian. Guêpe. Piqûre. Bibl. méd.

* *Suites de la piqûre d'abeille;* toutes les suites, même les tophus arthritiques, qui se produisent parfois après une piqûre d'abeille. Brauns.

* Contre la piqûre de l'abeille et les souffrances qui en résultent. *Volksblaetter*, p. 240.

* Gonflement inflammatoire après la piqûre d'abeille, enlevé en peu de temps par apis 30ᵉ. Pehrson.

* Suites dangereuses d'une piqûre d'abeille dans le sourcil. Bishop.

1190. * Tumeurs avec douleur picotante. Brauns.

* Tuméfaction produite par une piqûre d'abeille, semblable à l'érysipèle de la face. 358.

* Tuméfaction considérable de toute nature, avec rougeur inflammatoire et douleurs lancinantes. Humphreys.

* Diverses sortes de tumeurs effrayantes. Brauns.

Nodus pruriteux aux articulations tuméfiées. 965. Piqûre. Raue.

1195. * Nodosités chez le bétail, qui se manifestent après des piqûres d'insecte. Arnic., bellad. Hom. Heilversuche, zt. Brief, p. 34.

* Furoncles avec douleurs lancinantes. Humphreys.

* Vésicule rongeante au bout du doigt indicateur. 915.

Très-promptement, une éruption ortiée serrée sur tout le corps, qui causait beaucoup de prurit; disparut après un bon sommeil. Piqûre. Raue.

Urticaire. Chez un enfant. Piqûre. Langstroth.

1200. Sur tout le corps, la plus violente inflammation et pression excessive; couvert, par l'action de frotter, de petites taches blanches, semblables à des piqûres de cousins. Piqûre. Coxe.

Une sensation indescriptible, instantanée, sur tout le corps, avec picotements, comme des coups d'aiguilles, et taches rouges et blanches dans la paume des mains, aux bras et aux pieds. Piqûre. J. Mease.

Tout le corps se couvre de vergetures très-saillantes, sans prurit et brûlure, à la suite desquelles disparaissent les autres souffrances. Piqûre. Muller.

Urticaire précédée de fièvre. Piqûre. Neumeister.

1205. Enflure du visage et de tout le corps, couvert d'une sorte d'échauboulures, qui sont un peu plus pâles que la teinte ordinaire de la peau. Piqûre. Wiley.

b. Taches de la grandeur d'un thaler, saillantes, sans changement de couleur à la peau et très-sensibles au moindre attouchement; elles causent alors une douleur comme si elles étaient excoriées. Tinct. et 1. Humphreys.

Éruption, une sorte de miliaire urticaire, sur tout le corps avec brûlure et prurit; le deuxième jour, après 30°. Wells.

Échauboulures au corps et sur le dos de la main, avec picotement comme par des orties; le deuxième jour. Wells.

* Saillies dures, grosses, dans la peau, comme après des piqûres de puces, sur le dos et les cuisses d'un enfant, picotantes, pruriteuses, brûlantes. Humphreys.

* Urticaire dans bon nombre de cas. Humphreys.

1210. * Urticaires blanchâtres, excessivement pruriteuses à la tête et à la nuque. 1235.

* Éruptions superficielles sur tout le corps, semblables à la rougeole, avec forte chaleur et une plaque circonscrite bleue rougeâtre sur les joues. F. D. Bishop.

* Echauboulures, avec picotements, comme par des orties, sur le dos des mains et au corps. Wells.

* Éruption pruriteuse, brûlante, picotante, comme des piqûres de cousins (7), comme d'orties. 1207.

* Éruption urticaire, pendant les couches. Humphreys.

. 1215. Apis reste sans effet, dans un érysipèle ortié, produit par le rhus.

Saillies cutanées, comme après des piqûres d'insectes, causant une douleur de plaie, très-sensible à l'attouchement. 306.

Petites élévations de la peau, comme par des morsures de fourmis, au-dessus du sourcil gauche, à son extrémité externe, causant une douleur de plaie et très-sensibles à la pression ; le troisième jour. Humphreys.

Éruption comme de morbilles. p, 1103, Comp., 1206.

* Affections consécutives à la rougeole. Bishop.

1220. Taches bleu rougeâtre, dures, douloureuses, au visage, au front, à la nuque et aux membres inférieurs. Chez une petite fille de huit ans, après une affection du cerveau. p.

* Tumeurs dures, livides, rouge pourpre, ou petites saillies sur le front, au visage et aux membres inférieurs. Bishop.

* Tumeurs douloureuses, d'un rouge bleu foncé, avec malaise général. Bishop.

* Taches enflées, pourpre, bleu rougeâtre. 1211, 1221.

Enflure et rougeur semblable à l'érysipèle. Piqûre. Tissot, Martiny.

1225. Rougeur érysipélateuse des orteils (948) et des pieds. 951.

* Suites d'un érysipèle facial. 239.

Desquammation de toute la surface de la peau. Guêpe. Pi-qûre.

* Eruption sur tout le corps : petits boutons sous-cutanés, avec douleur intense, brûlante et picotante, formant de petites croûtes sèches, lamelleuses, brunâtres ou d'un jaune de paille, avec desquammation. Au côté interne de la cuisse, au-dessous du genou, sur les mains, au visage, à la nuque, plus abondante vers la partie moyenue du corps. Il existe en outre, depuis trois à quatre semaines, une diarrhée le matin, liquide, séreuse, d'un blanc jaunâtre, indolore, quelquefois avec de légères tranchées dans le ventre. Chez un adulte. Bishop.

* Herpès circinal à la nuque. 848.

1230. Éruption autour des lèvres. 382.

Dartre au lobule de l'oreille. 318.

* Taches comme d'une éruption ortiée à la nuque et au front, qui éprouve de la difficulté à sortir. 171.

* Suites d'une urticaire répercutée. 1235.

'* Suites d'une urticaire supprimée. 171.

1235. * Échauboulures blanchâtres, violemment prurit-teuses (urticaires) à la tête et à la nuque ; dès qu'elles disparaissent, paralysie de tout le côté droit, avec violent délire jusqu'à la rage. Après apis, l'éruption sortit abondamment et le délire cessa, mais pour peu de temps seulement. Après hepar s. c. et apis répété, amélioration, à la suite de quoi réapparition de l'éruption, surtout au mollet. Bonneville.

* La scarlatine ne veut pas sortir, et, au lieu de celle-ci, ulcères à la gorge. 473.

* Rentrée de la scarlatine. Fièvre intense, chaleur excessive, afflux de sang à la tête, rougeur des yeux, violents délires. Toutes les trois semaines l'éruption apparut deux ou trois fois, et contribua à une parfaite guérison. Robinson.

* Flux salin, alternant avec des souffrances rhumatismales. 806.

GONFLEMENTS HYDROPIQUES. * Hydropisies. Brauns, Ap. virus, 1330.

1240. * Anasarque. 768.

* Anasarque universelle chronique. Ap. trit. Marcy.

* Anasarque. Ap. trit. Coxe.

* Hydropisie générale après la scarlatine ; dans deux cas. Ap. tinct. Munger.

Gonflement de toute la moitié gauche du corps (le côté de la piqûre dans le testicule), d'abord dans les articulations.

1245. * OEdème de la moitié du corps qui est paralysée. 880.

* Gonflement œdémateux des membres. Humphreys, 581. OEdème des mains. 893.

* Gonflement du genou, après une entorse. A. trit. 930.

* OEdème des membres inférieurs. 1246.

1250. * OEdème des pieds. 581.

* Pieds gonflés, dans l'hydropisie. 576, 1253.

* Dans l'hydropisie, surtout des cuisses, qui sont si dures et gonflées, que leur roideur ne lui permet pas de se baisser. Après trit. ap., excrétion de tant d'urine, qu'au bout de trois semaines, il pesait vingt et une livres de moins.

* OEdème des pieds et des jambes, et gonflement du ventre, avec souffrances asthmatiques, surtout en montant l'escalier, avec urines très-rares, foncées, brûlantes ; plus de traces de règles, depuis des années, mais, par contre, violent mal de tête, afflux de sang jusqu'au délire. Toujours caractère vif, s'emportant pour un rien. Ap. trit.

* Menace d'hydrocéphalie. 171.

1255. * OEdème des paupières. 213, 294, 295.

* OEdème au-dessous des yeux. 360.

OEdème autour des yeux. 359.

* OEdème du visage. 880.

* Gonflement tensif au visage, au front, aux tempes, autour des yeux, dans la nuque et aux bras, aux mains, avec impossibilité d'avaler sa nourriture ; goût détestable, soif et chaleur, il ne ferait que boire. Débuta par un violent frisson. Ap. 30°, puis 6°, toutes les trois à quatre heures. Guérit. Humphreys.

1260. Hydropisie après la scarlatine. Munger.

Anasarque et ascites après la scarlatine. Humphreys et autres.

Ascite. 575, *576, 577, 579, 580, 581, 1253.

Hydrothorax. 580, 768, 771, 774.

Sans soif. C. Hering.

SENSATIONS. 1265. *Élancement brûlant* (ou brûlure et picotement) à la tête, 844; dans les yeux, 243; aux paupières (284, 285); autour de l'œil, 300; dans les sourcils, 301; aux oreilles, * 316 (313, 111); au visage, aux os malaires, au menton, 339, 342 (341, 359); à la langue, 409; dans la bouche, 437; dans la gorge, 437 (471); dans l'estomac (522, 524); dans l'urètre (654, 655, 666, 674); dans la région de l'ovaire (691, 692); dans la grande lèvre, 705; dans un sein cancéreux, * 728, * 729; dans la nuque, 844; dans les lombes, 863; dans le bras gauche, 844; aux mains, 888, 889; dans les pouces, 901; dans les bouts des doigts, 909; aux genoux, 931; aux pieds, 944, 945; à tout le corps, en divers endroits, 1146; dans l'éruption, 1228; dans les tumeurs, 1192; dans les urticaires, 1207, 1208; dans les plaies des piqûres, etc.

Douleur de plaie, sensibilité à l'attouchement, sensation comme de contusion, de meurtrissure, et souffrances, dans toutes les parties du corps, tension, sensation de distension au-dessus des yeux, 116; au côté gauche de la tête, 838; dans le cuir chevelu, 974; au vertex, 174; dans les globes des yeux, 116; derrière l'oreille, 312, 837, 838; au visage, 359; à la nuque, 837, 838; dans les épaules, 867, et plusieurs autres parties.

CONDITIONS. CHAUD ET FROID. Il lui est absolument impossible de rester dans une chambre close, alors qu'elle est trop chauffée, avec plénitude et pesanteur dans la tête et afflux de sang. Langstroth.

Mal de tête dans une chambre chaude. 96.

1270. La toux s'aggrave à la chaleur. 740.

Le froid augmente dans un endroit chaud. 1081.

Horreur du froid, quoiqu'il n'aggrave rien, tandis que la chaleur exaspère le deuxième jour, surtout le soir, pendant un coryza léger et toux. *a*, C. Hering.

* Aggravation par un temps froid, faiblesse et souffrance du côté de la poitrine. 772.

L'eau froide diminue la brûlure dans la paume des mains. Piqûre. Langstroth.

1275. Il désire se laver la face, qui était rouge. Après une piqûre de bourdon ou d'abeille dans la tempe. J. Mease.

Des compresses d'eau froide enlevant la douleur et là tuméfaction du clitoris et des petites lèvres. 707.

L'eau froide est le meilleur moyen pour apaiser la douleur résultant de la piqûre. Plusieurs auteurs.

PRESSION ET ATTOUCHEMENT. La compression de la tête avec les mains en soulage la douleur, piqûre. Raue. — Muller. 105, 106 (120, 135, 146, 148 *, 153).

Sensibilité à la pression extérieure, 969, etc.

1280. Au toucher, douleur lancinante dans la joue enflée, 359.

La peau de la tête est sensible à l'attouchement, 128; le ventre. 775.

En comprimant douleurs et mal de ventre. 588.

La pression extérieure est douloureuse dans le ventre. 566.

En comprimant, sensation comme si le ventre était à vif. 568.

1285. En comprimant, douleur vive dans le ventre. p, 775.

En s'étendant dans le lit, douleurs dans les ovaires. 686.

En marchant, sensation dans la plante des pieds, comme s'il appuyait sur des coussins. 951.

L'engourdissement et le fourmillement dans l'articulation de la hanche et de la cuisse sont moindres en se couchant dessus. 689.

Nodosités sensibles à la pression. 317.

POSITIONS. 1290. La faiblesse ne lui permet que de se coucher sur le dos. 410.

Les souffrances respiratoires augmentent dans la position horizontale. p, 775.

Il veut être soulevé. Piqûre. J. Mease.

* Ne peut se coucher horizontalement. 768.

Les vertiges augmentent en se couchant. 60.

1295. Il veut rester tranquillement assis, à cause de ma laises. 544.

Vertiges augmentés en restant assis. 60.

Rester droit soulage le mal de ventre. 358.

En étant assis, la douleur contusive des membres inférieurs augmente. 920.

S'appuyer contre le dossier de la chaise, en étant assis, provoque un sentiment d'étouffement. 580.

1300. En étant debout, lipothymie et vertiges. 1105.

* Après avoir été longtemps debout, gonflement du genou entorsé précédemment. 930.

MOUVEMENTS. Danses et sauts en signe d'allégresse. 34.

Frisson par le moindre mouvement en restant tranquillement assis. 1082.

Augmentation du mal de tête, pendant le mouvement. 146.

1305. Pendant le mouvement, douleur dans l'épaule et le bras. 850.

En se levant de sa chaise, douleur de contusion dans le dos. 992.

En marchant, elle était obligée de se pencher en avant à cause des douleurs dans l'ovaire. 685.

En montant les escaliers, souffrances respiratoires. 1253.

On l'obligeait, nonobstant le désir qu'il avait de se reposer et de dormir, de se tenir en mouvement pendant à peu près trois quarts d'heure, et cet effort sembla le ranimer peu à peu. Piqûre. Bibl. méd.

1310. Amélioration en marchant : brisement des membres inférieurs. 920.

(Vertige diminuant par la marche.) 60.

La douleur de la nuque augmente en portant la tête vers le côté souffrant. 842.

Élancements dans la nuque à droite, augmentés par les mouvements de la tête vers le côté droit. 842.

Mal de tête, aggravé en se baissant. 146, 148.

1315. En se baissant : obscurcissement devant les yeux. 63 ; aggravation de la sensation de plénitude au visage. 340.

Douleur à l'occiput, augmentée en secouant la tête. 142.

En éternuant, douleur de plaie dans le ventre. 568.

En lisant, mal de tête. 96.

La parole devient douloureuse, à cause de la fatigue du larynx. 736.

1320. Après chaque effort et les mouvements répétés, retour des picotements à tout le corps comme après la piqûre, pendant une ou deux semaines. Piqûre. J. Mease.

ÉPOQUES DU JOUR. L'*après-dîner* en se baissant, obscurcissement devant les yeux, 63. Mal de tête augmenté, 103 ; coriza subit à quatre heures, 797 ; une sorte de frisson dans le dos, 1076 ; frisson à 3-4 heures, 108 ; prurit, 1144 ; prurit sur la tête. 1791.

Le soir. Vertige en étant debout, 1105 ; tournoiement et faiblesse, 1015 ; vertige et mal de tête, 158 ; mal de tête, 110, 111, 254 ; élancements dans la tempe, 125 ; picotements dans les yeux et faiblesse, 220 ; maux d'yeux en cousant, 265 ; larmoiement, 111, 254 ; froid du nez, 1083 ; coryza, 321 ; gerçure dans la lèvre inférieure, 899 ; mal de dents, 1083 ; sécheresse au-dessous de la langue, 414 ; mal de ventre, 111 ; douleur dans l'ovaire, 685, 686 ; enrouement commençant, 759 ; toux, 166, 757, 739, 740, 1081 ; crevasses aux mains, 897 ; gonflement des pieds, 951, 952 ; lipothymie, 1105 ; somnolence, 1137 ; somnolence et frayeur, 1038 ; horreur du froid, 1252 ; frisson, 110, 111, 1082, 1083 ; frisson et froid aux doigts, 1091 ; sensation de chaleur. 1105, 1081.

Avant minuit. Toux qui éveille. 737, 738, 740.

La nuit. Tressaillement et vulsion dans les yeux, plus violent à gauche, 204 ; agglutination des paupières, 282 ; dans le lit flux muqueux des yeux, 249 ; nausées et envie de vomir, 502 ; nausées, envies de vomir et sensation de diarrhée, 102 ; respiration courte, 751 ; douleurs aiguës dans la poitrine, 800 ; élancements à travers la poitrine et le dos, 794 ; élancements dans la poitrine et le dos, 793 ; chaleur. 482, 1080, 1106, 1146.

1325. Agitation pendant la dernière moitié de la nuit. 973, 1065, 1066.

Le matin à cinq heures. Frisson violent, 1102 ; au réveil, térébration dans les tempes, 130 ; douleur pressive, 122 ; au

lever, mal de tête, 95 ; douleur dans le front, 110 ; larmoiement des yeux, 255, 256 ; paupières collées, 279 ; picotements dans la paupière inférieure droite, 285 ; gonflement
des yeux, 294 ; il mouche du sang, 324 ; sécheresse du palais, 429 ; mucosités dans la bouche, 443 ; crachotement de
mucus, 445-448 ; accumulation de mucosités et renaclement,
445 ; douleur à la gorge, 458 ; ardeur dans la poitrine et l'estomac, 809 ; sensation d'érosion dans le ventre, 569 ; mal de
ventre, 550 ; après le lever, mal de ventre et besoin d'aller à la
selle, 588 ; besoin d'aller à la selle et douleurs, 589 ; selle,
591 ; selle molle, 592 ; diarrhée, 1228 ; enrouement, 735 ;
en se levant, douleur à la nuque, 842 ; fourmillement au
genou, 932 ; engourdissement, 1069 ; bâillement, 1071 ; chaleur. 1104.

Avant-midi. Tristesse, 17 ; aggravation du mal de tête,
128 ; obscurcissement devant les yeux, 795 ; douleurs dans
les yeux, 219, 795 ; ardeur dans la bouche et soif, 430 ; douleur depuis la hanche jusqu'au nombril, 556 ; élancements
dans la poitrine, 795 ; pression sur la poitrine. 812.

Depuis le matin jusqu'à trois heures de l'après-dîner, mal
de tête, 95.

Dans la journée, émission fréquente des urines, 646, 657,
660 ; même la nuit, 646, 660.

1330. Quelquefois les souffrances les plus violentes cessaient
pour reparaître bientôt avec une plus grande intensité. Piqûre. J. Mease.

COTÉS. *Gauche et droit.* Mal de tête, d'abord à gauche, puis
à droite, le soir. 110

Douleur aux cartilages du dos, tantôt à gauche, tantôt à
droite. 795.

A gauche puis à droite, douleur dans l'ovaire. 685, 686.

A gauche remontant de la nuque le premier jour, à droite
le deuxième jour. 838, 842.

1335. Erysipèle de la face qui marche de gauche à droite.
358.

A droite, puis à gauche : pression dans la tempe, le matin,

122; à droite dans l'épaule le premier jour, à gauche le deuxième jour, 867, 868.

CÔTÉ DROIT :

Douleur au front. 110.

Douleur sur le sommet de la tête; 110, 138.

Dans la bosse pariétale, douleur. 138.

Douleurs aiguës au-dessus des yeux. 217.

Prurit au-dessus des sourcils. 303.

Vulsion dans les paupières. 202.

* Douleur dans l'œil et puis gonflement. 295.

Dans l'œil, élancement brûlant. 243.

Dans le globe de l'œil, picotement. 221.

CÔTÉ GAUCHE :

Mal de tête. 111, 254.

En haut en dedans. 103.

Céphalalgie temporale. 121, 124.

Dans la tempe, élancement. 125.

A l'arcade sourcilière, élancement brûlant. 301.

Dans la région sourcilière, ardeur. 300.

Prurit au-dessus du sourcil. 303.

Au-dessus du sourcil, petites échauboulures avec douleur d'érosion. 306.

Autour de l'œil, gonflement et picotement brûlant. 300.

Dans l'œil, tressaillement (304) et vulsions. 204

Dans le globe de l'œil, serrement. 210.

Douleur dans l'œil. 191.

Douleur autour du globe de l'œil. 211.

Douleur dans le globe oculaire. 211.

Inflammation de l'œil. * 238.

CÔTÉ DROIT :

Mucosité dans l'œil et larmoiement. 249.

Dans l'œil, cuisson et larmoiement. 245.

L'œil pleure. 255, 256.

Dans la paupière inférieure, picotement. 285.

Prurit dans la paupière supérieure. 272.

Prurit aux paupières. 271.

L'œil est fermé par l'œdème. 880.

Douleur dans l'oreille. 311.

CÔTÉ GAUCHE :

Prurit à l'œil et pression au globe. 266.

Prurit dans l'œil. 266, 273.

Mucus dans l'œil. 261.

Sensation de corps étrangers dans l'angle. 264.

L'œil pleure. 111, 254, 264.

Larmoiement et ardeur dans l'œil. 265.

Le point lacrymal est douloureux. 246.

Prurit aux paupières et autour de l'œil. 244.

Orgéolet. 287.

Ardeur à la paupière supérieure de l'oreille. 313.

Derrière l'oreille et sur le côté de la tête, forte tension. 838.

Au-dessous de l'oreille, élancements. 111.

Derrière l'oreille, douleur comme au-dessus des yeux. 120, 312.

Dartre au lobule de l'oreille. 318.

Dans le pavillon de l'oreille, petit bouton. 317.

Prurit et rougeur à l'aile du nez. 330.

Douleurs dans les dents molaires. 393, 394, 395.

Mal de dents. 395.

Au visage, tension, gonflement et stries rouges. 359.

Profondément dans l'hypogastre (région de l'ovaire) ardeur et sensation d'érosion. 563; chaleur brûlante, dureté et meurtrissure, 691; tiraillement, 687; gonflement de mauvais caractère, * 696; inflammation de la vulve, * 706.

Douleur dans la région des molaires, 395.

Élancements dans l'os de la joue. 338.

Au visage, sensation de gonflement. 355.

A la pointe de la langue, vésicules douloureuses. 410, 411.

Au-dessous des côtes, douleur. 534.

Au-dessous des dernières côtes, douleur brûlante. 535.

Douleur dans l'hypocondre. * 537.

Au-dessus de la crête iliaque, térébration. 555.

Douleur dans l'ovaire. 685.

Boutons dans la région pubienne. 682.

Douleur à la poitrine. 788.

Douleur au sternum. 787.

A côté du sternum, tiraillement. 789.

Douleur à toute la poitrine, avec élancements. 735.

Dans le côté de la poitrine, douleurs. 783.

CÔTÉ DROIT :

A la nuque, élancements dans les muscles. 842.

Dans la nuque, tension, 837.

Douleur à la nuque. 842.

Au-dessous de l'épaule, douleur. 851.

Dans l'épaule et le bras, douleur. 868, 869.

Au bras, élancement pruriteux. 1144.

Main enflée. 893.

Crevasses aux mains. 899.

Ardeur aux mains et crevasses. 897.

Prurit et crevasses à la main. 898.

Au pouce, vulsion brûlante. 904.

Au quatrième doigt, ardeur, 940.

CÔTÉ GAUCHE :

Élancements dans le côté de la poitrine. 796, * 798.

A la nuque, picotement brûlant. 844.

Tension dans l'épaule. 867.

Brisement dans le dos. 854.

Vers la symphise sacro-iliaque, douleur. 860.

Embarras dans le bras. 877.

Dans le bras et le genou jusqu'au pied, engourdissement fourmillant. 170.

Dans le coude, élancement. 884.

Dans le bras, élancement brûlant. 844.

Dans la paume de la main, prurit. 895.

Chatouillement dans les doigts. 902.

Froid aux doigts. 1091.

* Vésicule au doigt indicateur. 915.

Engourdissement dans la région de la hanche et dans la cuisse. 689.

A la cuisse, élancement pruriteux. 1144.

Au genou, fourmillement. 932. (Paralysie. 1235.)

A la cuisse, prurit brûlant. 922.

Au genou, violentes douleurs. 928.

Enflure du genou après une entorse. * 930.

Engourdissement chatouilleux depuis le genou jusqu'au pied. 170.

Au pied, picotement. 940.

AUTRE MOYEN. Le thé d'abeille était d'un grand secours dans une rétention d'urine résultant d'une inflammation de la vessie produit par les cantharides. 643.

Dans la maladie de Bright produit par les cantharides. 659.

1340. Le café ne semble nullement contrarier l'action de l'apis, *a*, C. Hering, Ipéc. comme vomitif! était utile! dans l'empoisonnement avec l'apis. 1103.

Alternativement avec iode dans une tumeur du genou. 929.

En alternant avec sulfure, dans une tumeur de l'œil. 294.

Alternée avec hepar. sulf. e, 1235.

1345. En alternant avec merc. 579.

Dartres produites par rhus, revenant après apis. 318.

N'est d'aucun secours dans l'éruption produite par rhus. 1215.

Le graphite guérit une dartre de l'oreille. 318. L'apis était utile dans ce cas.

Il devient sensible au fer et à l'acier, comme à un fort aimant. 974.

1350. Le vertige, 60, est le même que celui produit par Thiridion.

RÉSUMÉ.

Indifférence. Abattement.

Angoisse, excitation, pressentiment de la mort.

Irritation, humeur difficile, *tout le contraire.*

S'emporte facilement, avec prurit, dans les souffrances menstruelles, etc.

Agitation de l'esprit, du corps.

Activité, étourderie, rires, enjouement excessif.

Délires, avec afflux de sang, éruptions, chaleur, dans le sommeil.

Impossibilité de fixer ses idées.

Vertige en restant debout, apis, couché, en fermant les yeux, avec obscurcissement, nausées, mal de tête, éternuement.

Embarras sourd, surtout au-dessus des yeux.

La tête semble trop pleine et trop grosse.

Pesanteur, pression, serrement dans la tête, *surtout en se levant après avoir été assis ou couché,* AUGMENTÉ, DANS UNE CHAMBRE CHAUDE, SOULAGÉ EN LA COMPRIMANT AVEC LES MAINS.

Douleurs dans la tête jusqu'à travers les yeux, au-dessus et autour des yeux.

Douleurs aiguës, lancinantes dans les tempes.

Tiraillement et tension dans le cuir chevelu, picotement douloureux, brûlant, prurit, picotement, chute des cheveux.

Grande sensibilité pendant le mal de tête, rougeur des yeux, *faiblesse des yeux,* avec horreur de les fixer; vue indistincte, tourbillonnement devant les yeux.

Tressaillement (frémissement) et vulsion du globe de l'œil gauche, surtout la nuit.

Pesanteur dans les paupières, les yeux, plénitude et pression.

Violentes douleurs, comme des coups de flèches, vers le globe de l'œil, térébration, *élancement.*

Douleurs sécantes, ardeur, rougeur des yeux. Prurit picotant dans les yeux et les paupières; autour des yeux.

Les yeux larmoient, la nuit, avec agitation de l'âme, pendant le mal de tête, avec sensibilité à la lumière, rougeur et chaleur ardente des yeux.

Sensation comme s'il y avait du mucus dans les yeux.

Prurit dans et autour des yeux, aux paupières, dans les angles; avec sensation du gerçure.

Agglutination des paupières. Paupière close à cause du gonflement.

Gonflement séreux, érysipélateux autour des yeux.

Sensibilité au bruit. Élancement, ardeur des oreilles. Tension autour des oreilles.

Éternuement, puis pression dans le front et vertige.

Coryza, avec sentiment, comme si le nez était enflé, sécheresse, ardeur des lèvres.

Prurit, douleur, rougeur et gonflement du nez.

Paleur du visage, élancement brûlant, avec sensation de plénitude, chaleur, rougeur, désir de se laver à l'eau froide ; teint livide, bleu rougeâtre.

Tension, enflure et rougeur, fourmillement et picotement.

Douleur aux lèvres jusqu'à la gencive et la tête, et s'étendant plus loin.

Les lèvres sont comme meurtries, gonflées, picotement, crevasses, tension, ardeur, gonflement, sous forme de tumeur pendante et renversée.

Traction en fermant les mâchoires.

Traction, vulsion dans les dents molaires supérieures gauches.

Maux de dents jusque dans la tête.

Langue comme échaudée, surtout au bord, *vésicules le long du bord, surtout à gauche*, avec ardeur, érosion et picotement.

Sécheresse, rougeur de feu, élancement brûlant et enflure.

Langue chargée, dans les diarrhées.

Sécheresse dans la bouche, la gorge et le cou. Sensibilité comme après une brûlure.

Salivation, salive visqueuse et écumeuse.

Crachotement et renâclement tous les matins.

Douleur pressive comme par un corps dur en arrière et en haut dans le gosier et la gorge.

Prurit picotant et constriction qui rend la déglutition difficile.

La gorge est comme à vif, avec salive visqueuse, en renâclant.

Ardeur, sensation de gerçure, picotement, surtout en avalant.

Les amygdales sont rouges, gonflées, douloureuses comme s'il y avait des gerçures.

Défaut d'appétit, pas de soif, dans l'hydropisie, avec sécheresse de la gorge, avec chaleur. Désir de prendre une gorgée d'eau froide.

Éructations avec afflux d'eau, avec le goût de ce qu'on a mangé, augmentées après avoir bu de l'eau.

Malaise, nausées, avec vertiges, lipothymie, chute des forces, jusqu'à vomir, avec mal de tête, gonflement de la tête, douleurs d'estomac et diarrhées.

Pression et serrement dans l'estomac et picotement comme des coups d'aiguilles, sensation de plaie, ardeur et grande sensibilité.

Au-dessus des côtes, sensation de meurtrissure, plus fort à gauche, ardeur, se dirigeant en haut.

Térébration pulsative au-dessus de la crête iliaque gauche, améliorée après des éructations.

Borborygme et bruits dans le ventre.

Sentiment de malaise dans l'hypogastre.

Mal de ventre, le matin, et besoin d'aller à la selle.

Pression douloureuse, grave, compression violente, contraction et effort dans le ventre.

Douleur dans l'hypogastre en marchant. Violentes douleurs en étant couché, améliorées en étant assis.

Ardeur, érosion intérieure, *sensibilité à l'extérieur, même par la pression des couvertures*.

Ventre plein, distendu et sensible, les pieds étant gonflés et les urines rares.

Sensation de diarrhée, effort, pression, ténesme.

Selle molle, tous les matins, de couleur claire.

Diarrhées muqueuses jaune verdâtre, aqueuses sans douleur, surtout *le matin.*

Diarrhées fétides, puis tenesme avec sang. Sortie de mucosités et douleur, comme si les intestins étaient meurtris.

Dans l'anus, sensation comme s'il était bouché, avec chaleur et battement dans le rectum. Coup électrique dans le rectum avant les envies d'aller à la selle. L'anus est comme à vif, pendant la diarrhée. Prurit insupportable avec gonflement, douleurs lancinantes, térébrantes, insupportables dans les boutons hémorrhoïdaux, suintement sanguinolent avec gonflement de l'anus.

Il ne sait uriner ou ne lâche qu'une petite quantité d'urine, accompagnée de grandes douleurs.

Fréquent besoin d'uriner. Augmentation de la quantité des urines le jour et la nuit, urines peu abondantes, foncées.

Ardeur et sensation de gerçure dans l'urètre, comme s'il était échaudé.

Agitation dans les cordons testiculaires.

Douleurs dans la région des ovaires, comme après un violent effort, sensibilité. Douleurs sécantes à gauche, puis à droite, tiraillement, élancement, avec pression de haut en bas.

Pression déductive de haut en bas dans la région de l'utérus comme à l'époque des règles.

Gonflement des lèvres de la vulve.

Les règles retardent de quelques jours et reviennent à différentes reprises et alternativement. *Métrorrhagie,* avec sortie de l'embryon.

Enrouement avec douleur dans le larynx, âpreté dans la gorge, sécheresse.

Toux et titillation en arrière dans la fossette du cou, le soir, avant minuit, après s'être couché et en dormant, avec céphalalgie; elle cesse dès qu'un peu de mucosité se détache.

Respiration ralentie, difficile, avec constriction dans la gorge, accélérée, surtout pendant le mouvement, en montant les escaliers, en marchant, avec brisement au-dessus des côtes, avec chaleur et mal de tête; envie de dormir. Sensation comme si la respiration allait s'arrêter.

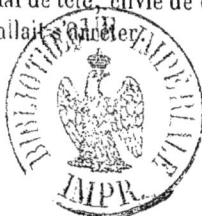

II.

7

Il ne supporte point la chaleur de la chambre.

Plénitude dans la poitrine, il est obligé de rester assis.

Pression dans la poitrine, surtout en haut. Douleur dans la poitrine à gauche près du sternum. Douleurs aiguës. Élancements surtout dans le côté gauche.

Meurtrissure et brisement, comme après une contusion, surtout vers les dernières côtes et à gauche.

Froid et chaleur dans la poitrine.

Douleurs dans la région du cœur, lancinantes et empêchant la respiration.

Pouls accéléré, plein et fort ; dur, petit et rapide.

Douleur tensive dans la nuque, à gauche depuis l'épaule jusque sur la tête, élancement à droite, en portant la tête vers ce côté.

Douleur dans le dos au-dessous des omoplates, plus forte pendant le mouvement.

Roideur dans les lombes.

Douleurs partant des épaules à travers les bras, tiraillement jusque dans les bouts des doigts. Engourdissements, surtout du côté gauche.

Ardeur et élancements aux mains, rougeur. chaleur, gonflement ; couleur bleue et froid.

Prurit, ardeur et crevasses aux mains ; les ongles sont comme détachés, faiblesse et sensations, meurtrissure dans l'articulation de la hanche gauche.

Tiraillements à travers la cuisse jusque dans les extrémités des orteils.

Sensation de brisement dans les chairs.

Douleurs autour du genou, gonflement brûlant et lancement.

Picotement à la malléole externe gauche et dans les orteils. Ardeur des pieds et des orteils.

Gonflement des pieds. Sensation comme si les orteils étaient trop gros.

Le soir, lourdeur, roideur, plénitude douloureuse, gonflement des pieds, chatouillement et prurit comme dans les engelures.

Nodosités pruriteuses aux articulations.

Sensibilité excessive des parties charnues à la moindre pression.

Irritabilité et agitation, faiblesse avec tremblement, fatigues pénibles.

Épuisement comme après un rude travail, surtout dans le dos. *Il est obligé de se coucher par terre.*

Faiblesse surtout dans le dos, par accès, avec faiblesse. Syncope avec pâleur, froid, vomissement et diarrhée.

Bâillement et grand désir de sommeil. Sursauts pendant le sommeil.

Réveil fréquent. Tension au visage, élancement dans la peau, douleur brûlante au-dessous des côtes gauches et d'autres souffrances qui empêchent le sommeil.

Sommeil agité, fréquent réveil et *rêves continuels.*

Rêves pleins de soucis et de fatigue : *Il voltige dans les airs,* de voyages, de longues marches.

Jactation, surtout pendant la première moitié de la nuit. Sommeil assez réparateur. *Sommeil prolongé le matin.*

Horripilation l'après-dinée, à trois ou quatre heures, plus intense dans la chaleur, plus tard chaleur et toux.

Frisson au moindre mouvement en étant assis, le soir, avec mal de tête, chaleur à la face, mains chaudes.

Frisson secouant, dans une fièvre urticaire, précédé de chaleur.

Sensation de chaleur à tout le corps, surtout à la poitrine et dans la région de l'estomac.

Chaleur, avec rougeur de la peau, le soir et la nuit, avec excitation, mal de tête, dans les diarrhées, gonflement, toux. Ardeur aux mains et aux pieds.

Quelquefois sueur, alternant avec sécheresse de la peau. (Amaigrissement.)

Violent prurit comme de piqûres d'aiguilles, comme par des insectes revenant après le mouvement. Prurit sur de petites parties très-circonscrites ; la nuit empêchant le sommeil.

Prurit brûlant, picotant, insupportable, rendant de mauvaise humeur.

Violentes douleurs lancinantes et gonflement.

Gonflement rouge clair, avec stries rouges le long des membres.

Gonflement de la peau, rouge pâle, comme soufflé, s'étendant au loin superficiellement.

Gonflements lisses, brûlants, lancinants, avec rougeur ou pâleur, ou tous les deux.

Éruption urticaire, taches rouges, petites taches blanches avec cercle rouge et violent prurit ; échauboulures pâles ; *taches saillantes très-sensibles*, taches dures, douloureuses d'un bleu rougeâtre.

Gonflement aqueux au corps, aux membres, aux mains et aux pieds, gonflement du ventre sans soif.

Douleurs brûlantes, lancinantes à toutes les parties, avec et sans éruption.

Douleur de meurtrissure, surtout au-dessus des côtes ; tension de la peau (aponévrose ?) des muscles notamment, aux épaules, à la nuque et à la tête.

La chaleur aggrave les souffrances, surtout dans la chambre close.

L'eau froide apaise les douleurs, le gonflement, l'ardeur.

Horreur de l'air froid.

Sensibilité excessive à l'attouchement et à la pression du dehors, surtout au ventre.

La compression soulage le mal de tête.

La position couchée exaspère beaucoup de souffrances, qui sont soulagées dans la position assise ; la marche et le mouvement en général améliorent beaucoup de souffrances et même les intenses ainsi que les plus graves accidents.

Souffrances du soir, vertiges, mal de tête, douleurs dans les yeux, mal de dents et mal de ventre, enrouement et notamment *la toux, frisson et chaleur.*

Souffrances nocturnes, indépendantes de celles qui dépendent du sommeil, surtout dans les yeux, la poitrine. Vers le matin, augmentation de l'agitation, froid, mal de tête, mucosité dans la bouche, mal de ventre, *besoin d'aller à la selle et diarrhées.*

Apis est indiqué, à condition toutefois qu'il y ait similitude réciproque, surtout chez les veuves et les enfants, dans les affections consécutives dépendant d'éruption aiguës répercutées, supprimées ou de celles qui ont de la peine à se développer, telles que les urticaires, la scarlatine, la rougeole, la miliaire, ainsi que dans une foule d'éruptions qui n'existent plus actuellement.

On peut encore l'administrer contre les piqûres et autres lésions, après les piqûres d'abeilles et même encore dans les piqûres d'autres insectes.

Quand, dans un cas morbide, existent plusieurs ou quelques-uns des signes et des indications ci-dessus mentionnés, pour autant que les autres signes de ce cas correspondent avec ceux du remède, on est sûr d'obtenir de l'effet dans les maladies aiguës ou chroniques et les groupes des symptômes suivants :

Manies de diverses natures, mais surtout les manies sexuelles chez la femme. Hydrocéphalie chez les enfants et apoplexie des vieillards. Maux de tête de toutes sortes. Névralgies bilioso-abdominales dans la tête. Migraine, irradiant des centres ganglionnaires ; gastrique. Chute des cheveux. Inflammations des yeux, internes, externes, rhumatismales et arthritiques. Iritis corn. — Cécités : obscurcissement de la cornée, cicatrices, staphilôme, œdème du globe de l'œil. — Orgéolet. — Fistules lacrymales. — Névralgie des lèvres, de la langue et de la gencive. — Œdème du visage. — Érysipèle de la face, surtout pâle livide, d'une moitié du menton, de la mâchoire inférieure et de la région du cou. — Inflammation de la langue, gonflement, ulcère et cancer. — Inflammation du palais, de la bouche, de la gorge et du cou, ulcère érysipélateux ou urticaire, ou d'une autre nature dans la gorge. — Gastralgies. — Érysipèle et urticaire dans l'estomac et les intestins. — Inflammation du bas-ventre. — Inflammation du diaphragme et de la rate, ascite. — Diarrhées chroniques, surtout bilieuses, érysipélateuses. — Affections hémorrhoïdales et autres. — Inflammation de la vessie. — Maladie de Bright. — Diabètes, dysurie, strangurie. — Gonorrhée. — Maladies des ovaires, douleurs, inflammations, gonflements, hypertrophie, hydropisie, hypertrophies de l'utérus. — Hydropisie de la matrice. — Souffran-

ces menstruelles. — Gonflement de la vulve, névralgies. —
Menace d'avortement. — Métrorrhagies. — Squirre du sein.
— OEdème du larynx. — Hydrothorax. — Hydropéricarde.
— Pleurésies. — Péricardite. — Rhumatismes. — Arthrite,
Nodus arthritiques. — OEdème des membres. Gonflement du
genou. — Podagre. — Tumeurs. — Dartres. — Urticaire. —
Furoncles.— Scarlatine. — Rougeole.— Panaris. — Hystérie,
crampes hystériques.— Plaies, plaies par piqûre, érysipèle des
plaies, et plusieurs autres trop longs à énumérer ici.

APPENDICE.

Douleur dans la tête, à la suite d'une piqûre reçue dans la
paupière gauche, G. Kapitzky, Allg. hom.

Ardeur dans les tempes, Kapitzky.

Douleur excessive dans la partie lésée avec fort gonflement.
Kapitzky.

Élancement dans les oreilles. Kapitzky.

La surdité, qui existait depuis deux ans, disparut subitement,
car au moment du réveil il entendit sonner l'heure à l'horloge
de la tour, et l'ouïe, au dire du patient, est meilleure qu'auparavant. Kapitzky.

Éruption érysipélateuse à la partie piquée. Docteur Donhoff,
à Orsoy. Au cou.

Les douleurs rhumatismales qu'elle endurait depuis quatre
semaines, et contre lesquelles on employait depuis quatorze
jours cataplasmes et vésicatoires, disparurent comme par enchantement. Donhoff.

Tétanos. Au mois de juin 1826, M. Prevost, de Frenchtown
(New-Jersey), s'occupant à travailler dans son jardin, reçut
une piqûre d'abeille à deux pouces environ au-dessus de l'angle
externe de l'œil. Peu après, des tremblements nerveux agitèrent
toutes les parties de son corps, et furent suivis d'une légère
roideur de la partie postérieure du cou, d'une difficulté de
parler et d'un resserrement douloureux à l'épigastre. A ces
symptômes succédèrent des contractions spasmodiques des

muscles extenseurs des extrémités inférieures, et des tiraillements involontaires de la plupart des muscles des membres.
La situation du sujet fut vraiment déplorable pendant quelque
temps ; une sueur froide et visqueuse baignait son visage et ses
bras, et il fut pris alors d'un malaise pendant la durée duquel il
paraissait comme mort. Enfin, il fit quelques violents efforts,
et des vomissements spontanés eurent lieu. Cette évacuation fit
disparaître tous les accidents, qui, en tout, ne durèrent qu'une
demi-heure au plus, de manière que les secours d'un médecin
ne purent être réclamés. (*The Med. Record.* Janv. 1827.— De
Randolph, d'Erwina. *Archives générales de médecine*, 6ᵉ année,
tome XVII, p. 273. Paris, 1828.)

KREOSOTUM.

Kréosote. — Créosote. — Kreosot.

La Kréosote, découverte par le docteur Reichenbach, de Blansko, dans le vinaigre de bois et surtout dans le goudron de hêtre, pure et parfaitement anhydre, est un liquide incolore, transparent, un peu oléagineux, et qui réfléchit fortement la lumière ; elle paraît faiblement grasse au contact et d'une odeur pénétrante, d'une saveur caustique, âcre, avec un arrière-goût douceâtre, ne montre les propriétés ni des acides ni des alcalis, s'évapore facilement et est parfaitement soluble dans l'alcool et dans l'éther. On en prépare les atténuations à l'alcool. Jahr et Catellan.

SOURCES.

Dᵣ WAHLE. (*Archiv. fur die homœopathische Heilkemst*, von Dʳ Hapf und Gross. Leipzig, 1837. Bd. XVI, cah. ɪɪ, p. 152-220.)

« Les observations suivantes ont été faites sur trois jeunes filles, deux femmes et deux hommes, tous bien portants. La créosote dont je me suis servi avait été préparée suivant le procédé de Reichenbach. Aucune de ces sept personnes n'a reçu plus d'une goutte de créosote pure. Cinq à dix gouttes de créosote pour cent mêlées dans de l'eau ont déjà pu produire des affections considérables. J'ai aussi fait des expériences avec la 2ᵉ et la 3ᵉ dynamisation, et j'en ai obtenu des symptômes si forts, que j'ai été souvent obligé de donner nux vom. X contre les pulsations violentes qui étaient survenues dans toutes les parties; acon. ne remédiait point à la trop grande activité des vaisseaux. La durée des effets a été de vingt-quatre heures à neuf jours et au delà ; chez les malades, cette durée n'a pas dépassé quatre à cinq jours. J'ai donné la créosote aux malades à dynamisations très-diverses, depuis la 6e jusqu'à la 30e, et j'en ai obtenu beaucoup de bons résultats. L'expérience apprendra encore tout le bien que la créosote peut produire, notamment dans un grand nombre de maladies des femmes.

Mes expériences sur la créosote m'ont appris qu'elle devait être employée principalement chez les malades où on observe quelques-uns ou plusieurs des symptômes suivants :

Chagrin ; mauvaise humeur ; faiblesse de mémoire ; bourdonnement dans la tête ; battements et pulsations dans le devant de la tête ; chute des cheveux ; pustules sur le front, comme chez les ivrognes ; dartres pruriantes sur les paupières, les joues et autour de la bouche ; prurit et cuisson dans les yeux ; gonflement chronique des paupières ; tuméfaction du bord des paupières ; larmoiement des yeux ; chaleur brûlante dans les yeux ; ulcération des yeux ; une sorte de voile devant les yeux ; dartres humides aux oreilles avec engorgements glandulaires scrofuleux au cou ; et teint gris terreux ; visage couperosé ; maux de dents tiraillants, s'étendant jusqu'aux tempes, et comprenant souvent les parties internes des oreilles ; maux de cœur chez les femmes grosses ; obstruction dans des cas de cancer à la matrice ; fréquent besoin d'uriner et écoulement abondant d'urine ; émission fréquente et la nuit des urines ; tendance à l'avortement ; métrorrhagies ; maux hystériques, résultant de menstruations trop fréquentes et trop longues ; dureté de l'ouïe pendant la menstruation ; bourdonnements dans la tête, avant, pendant et après les règles ; flueurs blanches avec grande faiblesse ; leucorrhées douces et âcres.

Éternuments fréquents avec enchifrènement : âpreté et grattement dans la gorge ; grippe ; catarrhes chroniques, surtout chez les vieillards ; toux âpre, avec beaucoup de mucus épais, tantôt jaune, tantôt blanc ; toux sèche, sifflante ; toux avec vomiturition ; toux avec ébranlement du ventre et émission des urines ; toux avec difficulté de respirer ; toux le soir dans le lit ; oppression de poitrine ; anxiété et pesanteur sur la

poitrine, élancements dans la glande mammaire; beaucoup
d'élancements au cœur ; douleurs fréquentes au sacrum et
dans les vertèbres lombaires, comme des fausses douleurs
d'enfantement avec pressant besoin d'uriner; douleurs dans
le dos la nuit ; douleurs à la plante des pieds ; élancements
dans les articulations ; pieds enflés ; brisement dans tous les
membres; dartres (herp. farinosus et pustulosus) sèches et
humides à toutes les parties du corps, notamment sur le dos
des mains et des doigts , dans la paume des mains, aux
oreilles, aux coudes, aux jointures des mains et aux malléoles,
avec forte démangeaison ; agitation dans tout le corps, plus
dans le repos que pendant le mouvement, bâillements fréquents avec grande envie de dormir ; sommeil agité avec rêvasseries ; somnolence ; prédominance du froid.

Dr Eichhorn (Frédéric). *Zeitschrift des Vereins der homœopathischen Arznei OEsterreichs*. Wien., 1857. T. I, p. 24. Par
des doses de 5 à 50 gouttes de la 2e et 3e dilution, en une fois
ou à diverses reprises dans la journée.

———

PHÉNOMÉNOLOGIE.

MORAL. En étant assis et en marchant, agitation avec léger
frissonnement dans tous les membres, au point où elle est
obligée de faire de fréquentes inspirations profondes, ce qui lui
devient impossible.

Elle est de très-mauvaise humeur le matin.

Elle est triste et constamment disposée à pleurer après
quarante-huit heures.

Elle est très-chagrine et souvent portée à pleurer sans causes connues, après vingt-quatre heures.

5. La musique, ou tout ce qui est capable de produire des
impressions douces, attendrit facilement son cœur, elle ne
peut alors retenir ses larmes.

Elle est constamment irritée, de mauvaise humeur et capri-
cieuse.

Vers le soir, son âme est tout abattue, et elle désespère de son rétablissement.

Elle est triste et désire mourir.

TÊTE. Le matin, dans la rue, vertige tel, qu'elle chancelle de côté et d'autre, et qu'elle fut obligée de s'appuyer contre une maison, elle était comme ivre, et forcée de rentrer chez elle, où le vertige la quitta après une demi-heure.

10. Tournoiement dans la tête, dès qu'elle se retourne subitement, elle faillit tomber.

Stupidité dans la tête; son regard est fixe, et elle en ignore la cause; elle n'entend ni ne voit; elle est tout à fait privée d'idées. Après six heures.

Une heure après avoir pris la dose, elle sent sa tête embarrassée et confuse; ses idées l'abandonnent momentanément, de telle sorte qu'elle ne se souvient de rien; cet accident se répète plusieurs fois dans la journée.

Ses idées s'envolent.

Faiblesse de mémoire, les idées l'abandonnent.

15. Dès qu'elle s'est préparée à exécuter quelque chose, elle fait 10 à 12 pas, et s'arrête, ne se rappelant plus ce qu'elle voulait. Après 8 heures.

Maux de tête, comme si elle avait trop bu la veille (comme une planche devant le front), avec faiblesse de la mémoire.

Maux de tête toute la journée, comme si elle avait trop bu.

Les impressions morales lui occasionnent des maux de tête.

Toute la tête est entreprise; pulsations et battement au sinciput (1).

20. Un léger battement sous le sommet de la tête, en devant.

Une pression très-douloureuse dans la tête.

Au milieu de la tête, une douleur pressive de dedans en dehors.

Une pression très-douloureuse sous le sommet de la tête.

Une pression douloureuse de dedans en dehors sous le pariétal gauche.

_____

(1) Tête entreprise, avec léger vertige. D' Eichhorn.

25. Douleurs vulsives et tractives dans la moitié supérieure droite du cerveau, revenant par intervalles.

Embarras dans le côté gauche de la tête, avec pulsation dedans qui envahit plus tard les molaires supérieures et y détermine un remuement périodique.

Maux de tête avec somnolence.

Déchirement dans la tête avec tiraillement dans les yeux.

Maux de tête tardifs, qui augmentent en se baissant.

30. Tout l'occiput est comme trop plein, lourd, et y cause la sensation comme s'il allait se renverser.

Maux de tête avec chaleur au front.

Maux de tête tiraillants, qui l'obligent à fermer les yeux. Après vingt-quatre heures.

Dans le milieu de la partie antérieure de la tête, un battement continuel, pendant plusieurs jours.

Dans toute la tête déchirements, qui descendent sur le côté gauche à travers la tempe et jusque dans la joue, tandis qu'ils ne s'étendent sur le côté droit que jusqu'à l'os de la mâchoire supérieure.

35. Déchirements dans la tête avec forte chaleur au visage et déchirements dans les dents de la mâchoire supérieure gauche ; le déchirement dans la tête commence le matin dès qu'elle s'éveille, et dure vingt-quatre heures, tandis que le déchirement dans les dents cesse parfois, mais revient sans cesse et dure aussi longtemps que l'autre, de sorte qu'elle ne peut dormir de toute la nuit, avec chaleur sur tout le corps, grande lassitude, humeur triste et pleureuse ; elle se chagrine de tout.

Dans la partie antérieure de la tête une pesanteur, comme si quelque chose allait en sortir.

Maux de tête tiraillants, lancinants, qui traversent les tempes et s'étendent jusqu'aux os de la mâchoire supérieure, avec tournoiement.

Douleurs pressives dans la partie antérieure, comme si tout voulait sortir par le front, le matin, après vingt-quatre heures.

Maux de tête pressifs ; tout fait effort pour sortir par le front, avec pression sur les yeux qui remonte jusqu'au sommet de la tête; après trente-six heures (1).

40. Elle s'éveille le matin à cinq heures, et demie avec des douleurs de battements dans le front, chaleur au visage, lassitude dans les jambes, fourmillements aux cuisses et aux pieds, goût amer dans la bouche, les aliments même ont une saveur amère.

Douleurs tiraillantes dans la tête partant du sinus frontal droit, et descendant jusqu'au milieu de la mâchoire droite ; elles persistent pendant plusieurs heures, commencent le matin, cessent à midi, reprennent avec une nouvelle intensité vers deux heures et continuent sans interruption jusqu'au soir, après deux jours.

En se baissant tout se porte vers le front, ce qui faillit la faire tomber.

Dans la partie antérieure de la tête, battement, comme des coups de marteaux et élancements dans les tempes, qui cessent par moment, mais reviennent sans cesse; en se baissant tout fait effort pour sortir par le front ; (après quatre heures) pendant deux jours.

Une douleur d'exulcération sous l'os occipital, à gauche.

45. Dans le milieu du front une douleur pressive du dedans au dehors.

Une douleur vulsive, isochrone au pouls, au-dessous de l'apophyse mastoïde droite.

Au milieu, sous le temporal gauche, une douleur pressive de dedans en dehors.

Dans les parties de la tempe gauche, un tiraillement déchirant, comme si on en arrachait des portions, pendant plusieurs heures.

Douleurs pulsatives dans le front.

50. En se baissant, tout se porte vers le front et y fait effort pour sortir.

Douleurs lancinantes dans le temporal droit.

(1) Pression et tension dans le front jusque vers le vertex. F. Eichhorn.

Douleurs tiraillantes dans le temporal gauche, qui envahissent toute la tête, elle est comme étourdie dans la tête.

Dans le temporal gauche, battement et gloussement, comme dans un panaris, qui s'étendent en haut jusqu'au vertex et en bas jusque dans le milieu de la mâchoire inférieure ; en même temps tiraillement et contraction dans les paupières avec la sensation comme si elles étaient devenues plus petites.

Au-dessous du temporal gauche une douleur pressive de dedans en dehors, vers le soir (1).

55. Dans la partie antérieure de la tempe droite, déchirement et élancement, qui envahissent aussi les molaires supérieures et inférieures, après trois heures.

Déchirement tiraillant, commençant au milieu de la suture squameuse et se dirigeant à travers la tempe dans le côté gauche du visage, où les douleurs envahissent les dents supérieures et inférieures ; pendant quelques jours, après douze heures.

Sur le côté droit de la partie antérieure de la tête, une douleur d'ulcération.

Une pression douloureuse au-dessus de la base frontale droite, après un quart d'heure.

Trois heures après avoir pris la dose, une sensation douloureuse sur la partie antérieure de la tête, comme si on y arrachait lentement plusieurs cheveux, qu'on ressent encore un peu le lendemain.

60. En se peignant et en y touchant avec les doigts, douleur d'exulcération dans la peau du vertex et du devant de la tête, quand elle ne touche pas la peau, la douleur est tractive, mais plus violent sur le sommet, pendant vingt-quatre heures, après sept jours.

Sur la partie antérieure droite de la tête, violents élancements comme avec une grosse alène, au point qu'elle ne sait ce qu'elle fait, ses idées l'abandonnent complétement ; le soir elle se couche, s'endort bientôt et rêve toute la nuit de choses indifférentes; le matin tout a cessé, le mal commence l'aprèsdinée. Après trois jours.

(1) Douleur pressive dans une tempe ou dans les deux, quelquefois assez intense. D' Eichhorn.

Sur le côté droit de la tête, une douleur pressive qui semble partir des muscles du cou ; après vingt-quatre heures.

Tout le front est couvert de boutons semblables à des grains de millet qui occasionnent des douleurs picotantes, persistent toujours et ne se remplissent jamais d'humeur.

Au-dessus du sourcil droit, une pression mousse, comme avec une cheville, qui s'étend jusque dans l'occiput ; après une demi-heure.

65. En se peignant, douleur violente dans le cuir chevelu, surtout en descendant vers les tempes, avec chute des cheveux ; après quelques jours.

Les cheveux tombent en grande quantité.

YEUX. Tressaillement des paupières qu'elle ne sait point arrêter.

Sur les paupières et autour de la bouche, prurit et cuisson, que l'action de gratter augmente ; les parties deviennent rouges et s'écaillent au bout de huit jours ; le tout dure douze jours.

Les paupières sont rouges et un peu gonflées.

70. Sensation de chaleur aux yeux, lorsqu'elle regarde le grand jour, les yeux commencent à larmoyer.

Dès qu'elle fixe un objet pendant quelques instants, les yeux se mouillent, ce qui l'empêche de voir ; après 24 heures.

Pression et ardeur dans les yeux, avec larmoiement et la sensation comme si quelque chose y était entré ; au bout de cinq heures, elle se coucha, dormit une demi-heure et s'éveilla, ayant les yeux collés.

Les yeux sont constamment mouillés, ils nagent dans les larmes.

Prurit dans les yeux qu'elle est obligée de frotter ; après quoi cuisson dans les yeux, le blanc de l'œil est enflammé avec pression comme s'il y avait du sable dedans.

75. Après avoir frotté les yeux, larmoiement ; les larmes sont chaudes et occasionnent une cuisson sur les joues, comme par de l'eau salée.

Larmoiement des yeux ; dès qu'elle frotte, ils deviennent secs et paraissent enflammés, le sujet y ressent de la cuisson et de la brûlure.

Les larmes sont âcres comme de l'eau salée.

* Les yeux ont l'apparence d'une personne qui a pleuré.

* Le matin, au réveil, larmoiement des yeux, les larmes sont chaudes et âcres.

80. Elle ressent toujours beaucoup de chaleur dans les yeux qui larmoient ; après deux jours.

* Larmoiement de l'œil droit avec corrosion, tandis que les paupières de l'œil gauche sont prises de vulsion et tressaillent, l'après-dînée, pendant une demi-heure.

Du duvet voltige devant les yeux, qui l'oblige à les frotter; après deux heures.

Yeux troubles, ternes, elle a comme un voile devant les yeux.

Tous les objets sont troubles, comme s'il y avait une gaze devant les yeux, cinq à six heures après la prise, pendant plusieurs heures.

OREILLES. 85. Toute l'oreille externe gauche est enflammée, brûlante, rouge cramoisi, considérablement gonflée et cause des douleurs brûlantes, tensions.

* Chaleur et rougeur des oreilles qui brûlent, comme lorsque du grand froid on entre dans une chambre très-chaude, en même temps froid des pieds; après cinq heures.

* Dans la conque supérieure de l'oreille gauche, un bouton qui enflamme toute l'oreille externe ; elle enfle, cause des douleurs brûlantes et est chaude quand on y touche ; en même temps, roideur de tout le côté gauche du cou, avec douleur tensive qui empêche de tourner la tête à gauche; les mouvements vers le côté droit se font facilement ; les douleurs traversent l'épaule gauche et s'étendent jusque dans le milieu du bras; en même temps, horripilation intérieure qui parcourt tous les membres, non suivie de chaleur et sans soif ; en outre il y a chaleur forte dans le front avec pression au-dessus des yeux, comme s'ils allaient se fermer.

Un élancement vulsif dans le tuyau de l'oreille droite, qui est un peu enflé et roide, l'attouchement y détermine une douleur lancinante; après vingt-quatre heures.

Dans les parties inférieures de l'oreille droite, douleur consistant en plusieurs élancements, qui procède du haut de l'épaule ; après vingt-neuf heures.

90. Élancement tiraillant dans les parties internes de l'oreille gauche s'étendant aussi sur les parties externes ; après cinq jours.

Quelques élancements, comme des coups d'aiguilles dans l'intérieur de l'oreille gauche.

Élancements dans l'oreille droite (1).

Prurit dans les oreilles et en même temps dans la plante des pieds.

Douleur spasmodique dans l'oreille gauche.

95. Une douleur gloussante, diductive dans l'oreille droite.

Gloussement et étreintes dans l'oreille droite, revenant fréquemment.

Bourdonnement aux deux oreilles, plus fort à gauche qu'à droite, avec dureté de l'ouïe ; il cesse parfois pour quelques instants, pendant lesquels il est remplacé par du tintement et une espèce de sifflement dans la tête.

NEZ. Mauvaise odeur devant le nez, qu'il ne sait à quoi rapporter, avec manque d'appétit.

Le matin, au réveil, odeur fétide devant le nez ; après vingt heures.

100. Le nez est toujours humide, ce qui l'oblige à se moucher fréquemment.

Écoulement d'un sang rouge clair et liquide ; le matin.

Épistaxis ; le sang est noir et épais.

VISAGE. Elle éprouve une forte augmentation de chaleur à la face avec la sensation comme si elle allait transpirer ; le visage reste néanmoins sec.

Pendant son repos de l'après-dîner, forte chaleur au visage avec battements dans les joues et dans le front ; toute la figure est rouge-brun, après un repos de quelques instants, la chaleur de la face cesse peu à peu, mais les maux de tête persistent et ne disparaissent qu'après avoir pris une tasse de café ou nux

---

(1) Fréquemment une pression diductive ou élancement sourd ou même tintement dans les oreilles D' Eichhorn.

vom. 30e ; en même temps, fréquents besoins d'uriner jusqu'au lendemain à midi.

105. Elle a toujours chaud au visage, et la respiration courte dans la chambre chaude ; elle est obligée de prendre le frais, car sans cela elle tomberait en défaillance.

Déchirement dans le côté droit de la face, qui commence à l'angle de la mâchoire inférieure et s'étend en haut jusque dans la tempe ; le soir.

Sécheresse des lèvres, la supérieure s'écaille, est toujours chaude et cause de la tension.

La lèvre supérieure cause une douleur de plaie et est gercée.

Sécheresse des lèvres, comme provenant d'une forte chaleur intérieure, et cependant pas de soif.

110. Autour de la commissure droite de la bouche, une tension constrictive et ardeur avec la sensation comme si la moitié droite de la lèvre inférieure était attirée vers l'angle droit de la bouche ; le soir.

Au menton et sur la joue droite, boutons gras sur lesquels se forment des croûtes jaunes comme du miel.

Pendant la nuit, déchirement sur l'angle de la mâchoire inférieure droite, qui l'éveille à différentes reprises, se dirigeant vers l'oreille et y occasionnant un élancement.

Au dessous du menton, dans la peau, à l'extérieur, chatouillement qui l'oblige à frotter constamment avec la main, ce qui ne soulage cependant pas.

DENTS. Douleurs tiraillantes dans la gencive de la mâchoire supérieure gauche, qui paraît enflammée.

115. Douleurs vulsives dans une molaire légèrement cariée de la mâchoire inférieure gauche avec fréquents bâillements.

Le matin, à cinq heures, elle s'éveille à cause de maux de dents, tiraillements déchirants dans la mâchoire supérieure gauche, qui envahissent plus tard les muscles de la face et la tempe correspondante et persistent jusqu'à midi ; les dents semblent déchaussées et trop longues.

Douleurs tiraillantes dans les dents antérieures supérieures et inférieures ; toute la journée.

Douleurs tiraillantes commençant dans les dents molaires inférieures gauches, envahissant ensuite les molaires supérieures ; dès que les douleurs cessent ici, elles se déclarent immédiatement dans les antérieures supérieures.

Les douleurs tiraillantes dans les dents s'étendent sur la tempe.

BOUCHE. 120. Bouche muqueuse, elle est obligée de cracher constamment ; le soir.

Langue nette, mais pâle et comme flétrie, avec salive liquide dans la bouche ; manque d'appétit, mais grande soif, la gorge est toujours sèche, ce qui la force à boire beaucoup ; après vingt-quatre heures.

GORGE. Sensation de sécheresse légère dans la gorge avec grattement ; pendant quelques heures.

Grattement dans la gorge.

Grattement dans la gorge, comme après avoir pris de la mauvaise eau-de-vie.

125. Grattement et âpreté dans la gorge.

Pression sur le côté droit du cou, pendant la déglutition.

Voix rauque, enrouée, avec grattement dans la gorge.

Sur le côté interne gauche du cou, à l'intérieur, en avalant, une douleur de plaie avec la sensation comme s'il y avait là quelque chose qui empêche la déglutition normale.

Une sensation douloureuse d'étranglement profondément dans le pharynx s'étendant à travers la poitrine jusqu'en arrière dans les vertèbres dorsales.

APPÉTIT. 130. Elle n'a point de goût dans la bouche.

Sur la partie postérieure de la langue, un goût acide, comme si elle avait pris de l'acide de Haller dans la bouche ; après dix minutes.

Goût amer dans la bouche, le matin ; après vingt-quatre heures.

Goût fade, comme si elle avait de la paille dans la bouche.

Tout ce qu'elle mange a une saveur amère en l'avalant.

135. Le soir, goût amer dans la gorge qui l'empêche presque de manger ; après douze heures.

Éructation d'air après le dîner, suivies d'expuition d'une

salive écumeuse, grattement dans la gorge, et sensation comme si elle était à vif ; pendant une demi-heure (1).

Éructations acides.

Malaise avec expuition de salive et frisson par tout le corps, non suivi de chaleur ni de soif (2).

De suite après la prise, nausée comme si elle allait vomir, ce qui n'arrive pas, avec ardeur dans la bouche.

140. Le matin, à jeun, efforts pour vomir, comme cela avait eu lieu ordinairement dans les premiers mois de ses grossesses. Après une demi-heure (3).

Le matin, en se levant, vomissements, avec efforts, d'eau et de mucosités sans saveur, avec sécheresse du nez, chaleur dans la partie antérieure de la tête, comme si tout allait sortir par le front, froid aux mains et aux pieds avec soif.

Vomissements d'une eau douce, le matin à jeun ; après un quart d'heure.

L'appétit a totalement disparu.

Elle a de l'appétit, mais rien ne lui goûte ; en même temps, sentiment de plénitude, comme si elle avait déjà beaucoup mangé ; après vingt-quatre heures.

145. La faim qu'elle avait avant de prendre la dose disparaît pour plusieurs heures.

ESTOMAC. L'après-dînée, à trois heures, douleur dans le creux de l'estomac, comme si l'on y passait un fil à travers, ou comme si on en arrachait une fibre musculaire, douleur qui traverse tous les membres, pendant le repos ; après cinq heures.

Le matin, quand elle ne déjeune pas, rongement dans l'estomac, suivi d'efforts pour vomir qui disparaissent après avoir mangé.

Elle est obligée de lâcher ses vêtements à cause du serrement au-dessus de l'estomac et dans le creux (4).

Violents élancements au cœur qui lui arrachent des cris invo-

(1) Rapports à vide. Dʳ Eichhorn.
(2) Malaises, envies de vomir, afflux d'eau à la bouche. Dʳ Eichhorn.
(3) Légers efforts pour vomir. Dʳ Eichhorn.
(4) Pression dans la région de l'estomac. Dʳ Eichhorn.

lontaires ; ils cessent quelquefois pendant trois à quatre jours, même huit jours, et reviennent ensuite le jour comme la nuit.

150. A gauche, près de l'estomac, une place douloureuse qui à l'examen était dure à l'attouchement (guéri par quelques doses creosote 30e).

Une femme de cinquante ans avait des douleurs dans la région cardiaque, qui était très-sensible à l'attouchement ; le doigt y reconnut une dureté. (Cinq doses de creosote 30e, répétées tous les deux jours, la guérirent dans les douze jours.)

Un remuement dans tout le haut du corps à partir de la région cardiaque et battements dans toutes les artères, plus forts pendant le mouvement que pendant le repos ; après dix-huit heures.

VENTRE. Maux de ventre comme elle en ressent fréquemment après avoir pris des aliments acides ; douleur sourde autour du nombril.

Douleur dans le bas-ventre, en respirant fortement, comme s'il y avait une ulcération (1).

155. Tout le ventre est douloureux à l'intérieur, ce que l'attouchement n'augmente pas ; après quarante-huit heures.

Une sensation douloureuse de froid dans le bas-ventre avec sécrétion insuffisante d'urine.

Maux de ventre avec élancements autour du nombril, comme si elle avait mangé du fruit et bu de l'eau.

Sur le côté droit du bas-ventre, entre le nombril et la crête iliaque, quelques violents élancements qui lui coupent la respiration et lui font pousser des cris ; dans le repos ; après quatre heure.

Gonflement du bas-ventre comme si elle avait trop mangé (2).

160. Une sensation de resserrement dans le bas-ventre la trouble le matin entre deux et trois heures ; il lui semble qu'une masse très-compacte, entortillée, se trouve dans la région ombilicale.

Maux de ventre tiraillants pendant la menstruation.

---

(1) Pression dans le bas-ventre. Dr Eichhorn.
(2) Pincement dans le bas-ventre et émission de vents avec soulagement. Dr Eichhorn.

Pendant le mouvement, douleur dans tout le bas-ventre comme s'il était abcédé, qui disparaît dans le repos ; ces douleurs persistent vingt heures et l'empêchent de dormir la nuit ; elle se jette de côté et d'autre, s'endort pour un instant, mais se réveille bientôt ; après douze heures.

Une douleur légère, sourde, dans le bas-ventre, qu'elle ne sait comment caractériser.

Tout le ventre est gonflé et tendu.

165. Le ventre est fortement gonflé, mais mou, avec respiration courte, toute la journée ; après quelques heures.

Après avoir eu des douleurs dans les bras et les jambes pendant soixante heures, elle est instantanément délivrée ; mais son ventre gonfle aussitôt d'une manière considérable, comme si elle allait accoucher, avec lassitude, mais humeur gaie ; le soir, elle se couche (le gonflement du ventre étant toujours resté le même), s'endort d'un bon sommeil, et le lendemain matin tout avait disparu ; après trois jours.

Tension et ballonnement du ventre, sans douleurs ; après vingt-quatre heures (1).

Ballonnement du ventre, après les règles.

Les élancements qui descendent du bas-ventre vers le vagin sont comme des coups électriques et se répètent au bout de quelques heures.

170. Maux de ventre ; profondément dans le bas-ventre, douleur comme s'il y avait un furoncle, accompagnée d'élancements électriques dans les organes de la génération, qui occasionnent dans les grandes lèvres des douleurs crampoïdes et constrictives au point qu'elle se lève en sursaut dès qu'elles se déclarent ; elle éprouve en outre une pression périodique partant du sacrum et se dirigeant en devant, avec fréquents besoins d'uriner ; l'urine est peu copieuse et très-claire ; vains besoins d'aller à la selle et agitation avec inquiétude dans tout le corps et sueur d'angoisse; très-mauvaise humeur, elle voudrait pouvoir se disputer et se battre avec quelqu'un. Quand ces accès

_____

(1) Flatuosités dans le ventre, qui sortent avec la selle et répandent une très-mauvaise odeur. Dr Eichhorn.

lui viennent, en étant assise, elle est obligée de se lever et de se promener, ce qui calme les douleurs; pendant quatre jours; après vingt-quatre heures.

Un élancement en zigzag autour du nombril (élancements comme des éclairs dans tous les sens), suivi d'un élancement très-prompt vers le sein gauche, où il s'arrête, pendant une demi-heure; après trois jours.

Raclement autour du nombril avec une douleur d'exulcération dans tout le bas-ventre; pendant cinq jours.

Une douleur de creusement et de griffement autour du nombril, qui s'étend jusqu'en haut dans le cou et occasionne du malaise et des envies de vomir; après trente-six heures.

Tranchées autour du nombril comme si elle allait être prise de diarrhée; elle fut obligée de s'accroupir; les douleurs cessent un instant et reviennent ensuite par intervalles.

175. Dans la région du nombril, masse douloureuse, comme si elle était fortement serrée.

Dans la région du nombril, une douleur de refroidissement comme si la diarrhée allait venir.

Au-dessus du nombril et autour, léger mal de ventre, qu'elle ne sait décrire convenablement, ou comme si, après avoir mangé quelque chose d'acide, elle avait bu de l'eau, avec très-mauvaise humeur; pendant trente-six heures; après vingt-quatre heures.

Un tiraillement indolore dans l'épigastre, qui se dirige vers les lombes et y occasionne des douleurs d'enfantement, avec une pression de haut en bas vers les vertèbres lombaires, comme si elle allait accoucher, en même temps bouffées de chaleur à la face, battement de cœur, pouls fréquent et rapide, besoin infructueux d'uriner; les urines ne viennent qu'en faisant beaucoup d'efforts, sont chaudes et en petite quantité; après un pareil accès, frisson sans soif, au point qu'elle ne peut se réchauffer. Ces accès reviennent tous les quarts d'heure, quelquefois toutes les demi-heures, persistent vingt-quatre heures et ont de la connexion avec les maux d'yeux rapportés sous les numéros 70-81, de telle sorte que ces maux disparurent dès que se déclarèrent les douleurs d'enfantement; dès que la pression cesse, il s'écoule du vagin un liquide laiteux, qui tombe même par gouttes, mais sans douleur.

Sur le côté droit, sous les fausses côtes, dans la région du foie, une douleur lancinante, continuelle, sur laquelle la respiration n'a aucune influence pendant six heures ; après trente-six heures.

180. Le matin, en se levant et après s'être assise, une douleur pressive dans la région de la rate qui se trouve en connexion avec d'autres et la fatigue beaucoup ; mais, quand elle se promène le matin en évitant de s'asseoir, la douleur ne se manifeste pas ; toute pression de l'extérieur, quelque douce qu'elle soit, détermine des douleurs.

Douleurs pressives dans la région du foie et un rongement sous les fausses côtes gauches, comme par un ver.

Douleurs de contusion dans le lobe antérieur supérieur du foie qui lui laissent un sentiment de plénitude, à tel point qu'elle est obligée de relâcher ses vêtements.

Une douleur lancinante dans les muscles externes de la région rénale gauche.

Dans le flanc gauche, au-dessus de la crête iliaque, un élancement périodique, qui descend jusque dans la cuisse correspondante ; après trois jours.

185. Dans le flanc droit, une douleur, revenant à différentes reprises, qui s'irradie en haut et en bas et s'étend jusque dans le testicule ; après une heure.

Douleurs tensives dans la région de l'anus, en marchant.

Deux selles naturelles sans douleur, le matin.

Contre son habitude, elle a deux selles par jour, qui sont naturelles ; chez une personne qui a le ventre constipé (1).

Deux à trois selles, mais non diarrhéiques, par jour.

190. Selle dure, sèche, en morceaux, avec beaucoup d'efforts, tous les trois à quatre jours seulement.

En faisant des efforts pour aller à la selle, les douleurs cram-

(1) Après l'usage continué pendant trois semaines, les selles, qui étaient dures, paresseuses et retardées, deviennent plus abondantes et plus faciles ; quelquefois une ou deux selles copieuses, molles, en bouillie, par jour. Dr Eichhorn.

poïdes dans les vertèbres lombaires descendent dans la région inguinale droite, s'étendent jusque dans l'articulation de la hanche de ce côté, et gênent beaucoup la marche ; après vingt-quatre heures.

RECTUM. Plusieurs élancements successifs dans le rectum, pendant les règles, qui remontent vers le flanc gauche et y séjournent un instant, au point qu'elle est obligée de s'arrêter.

Tiraillement, déchirement et élancement dans le rectum avec fréquents efforts pour aller à la selle, sans pouvoir y parvenir ; au bout de trente-six heures, une selle dure, en pressant beaucoup ; après quoi cessation de toutes les douleurs ; après vingt-quatre heures.

Douleurs crampoïdes dans le rectum, qui s'étendent en haut jusque dans le flanc, l'obligent de marcher, le corps plié, et de s'asseoir avec beaucoup de précaution ; après quarante-huit heures (1).

URINES. 195. Dans la nuit, pression et serrement sur la vessie, comme elle avait toujours ressenti à l'approche de ses couches, qui lui occasionnent dans tout le corps la sensation, comme si elle devait accoucher, et qui l'obligent trois fois à uriner ; elle lâche chaque fois une grande quantité d'urine chaude et claire ; après trois jours.

Violente envie d'uriner avec douleurs constrictives dans le vagin, a peine peut-elle se lever assez à temps pour uriner ; après douze heures.

Fréquent besoin d'uriner, précédé chaque fois d'un écoulement par les parties sexuelles, d'une humeur blanche, qui teint le linge en jaune, mais n'est point âcre.

Sécrétion très-peu abondante d'urine ; elle lâche à peine la moitié de sa quantité habituelle.

L'urine sort par jet faible.

200. Quoiqu'elle boive beaucoup plus que d'ordinaire, elle ne lâche que la moitié de sa quantité habituelle.

Émission peu copieuse d'urine.

_____

(1) Agitation, chatouillements ou efforts dans le rectum, revenant à différentes reprises dans la journée, disparaissant complétement après la selle. D' Eichhorn.

Elle éprouve fréquemment le besoin d'uriner, mais il ne sort qu'une très-petite quantité d'une urine claire.

Les urines étant peu abondantes, tension du bas-ventre.

Elle est obligée de se lever la nuit pour uriner, et il ne sort que peu d'urine.

205. Elle urine fréquemment, et il ne sort chaque fois qu'une cuillerée d'urine.

Envie d'uriner vers le soir; elle est même obligée de se lever fréquemment pour uriner.

Elle doit se lever à différentes reprises, la nuit, pour uriner.

Elle doit uriner toutes les heures et il sort chaque fois beaucoup d'urine limpide ; avant, elle ne lâche que deux fois les urines dans les vingt-quatre heures.

Elle est obligée de se lever la nuit, toutes les heures, pour uriner ; il sort chaque fois une grande quantité d'une urine claire, sans qu'elle ait bu ; après douze à seize heures.

210. Depuis le matin quatre heures jusqu'à midi, elle doit uriner toutes les demi-heures, et chaque fois lâche au delà d'une chopine d'urine ; après cinq jours.

Elle urine six à sept fois par jour ; elle éprouve un besoin pressant et lâche chaque fois beaucoup d'urine.

Émission fréquente d'une urine chaude.

L'urine est chaude et a une mauvaise odeur, à peu près comme une décoction de sabine ; après quatre jours.

L'urine est très-chaude et occasionne de la brûlure entre les grandes lèvres.

215. En urinant, brûlure dans les parties génitales.

Urine brun-châtain.

Urine trouble, qui ne tarde pas à prendre l'apparence de la levûre de bière brune ; après quatre heures.

Urine incolore, répandant une mauvaise odeur.

Urine chaude, fumante, sentant mauvais et déposant un sédiment rougeâtre.

220. Urine rougeâtre avec dépôt rouge.

L'urine dépose un sédiment blanc et abondant.

L'urine dépose un sédiment rougeâtre.

PARTIES GÉNITALES. Violent prurit dans le vagin qui

l'oblige à frotter ; après quoi douleur de gerçure, gonflement des parties génitales externes, qui sont chaudes et dures, et en urinant douleur dans le vagin comme s'il était à vif; le soir; après douze heures.

Prurit voluptueux, profondément dans le vagin.

225. Élancements électriques dans le vagin, qui semblent provenir du bas-ventre, qui la font tressaillir violemment, avec beaucoup d'effroi; toute la journée.

Douleurs spasmodiques dans les parties externes de la génération; pendant plusieurs heures.

Prurit rongeant entre les grandes lèvres et dans le vagin, qui oblige à frotter, après quoi brûlure et gonflement de la vulve ; ce prurit rongeant revenait tous les quarts d'heure ou toutes les demi-heures, et cela pendant quatre jours.

Excoriation entre les grandes lèvres avec douleurs cuisantes.

Excoriation entre les cuisses et les grandes lèvres avec douleurs brûlantes et cuisantes, comme chez les petits enfants.

230. Violent prurit et cuisson dans la vulve ; elle ne peut s'empêcher de se gratter ; il s'ensuit une ardeur, comme si on avait répandu du poivre sur une écorchure.

Le matin, elle s'éveille avec un grand désir de coït ; après deux jours.

Le matin de bonne heure, entre le sommeil et la veille, elle éprouve un sentiment de coït qu'elle n'avait plus eu depuis plusieurs années.

Pendant le coït, douleur d'ulcération au col de l'utérus, où se trouve, vers le bas, un tubercule dur ; le soir, les douleurs dans ces parties étaient moindres que le matin.

Pendant le coït, l'homme et la femme éprouvèrent des douleurs brûlantes dans les parties génitales, il en résulta de l'impuissance chez le premier; le lendemain, le membre viril était tuméfié et la femme eut ses règles, le sang coulait abondamment et était d'une couleur foncée, pendant quatre jours; il survint ensuite une leucorrhée qui donna au linge une teinte grise; les parties externes se tuméfièrent et elle y éprouva des douleurs brûlantes, rongeantes, pruriteuses.

235. Prolapsus du vagin.

Un ou deux jours avant les règles, éructation d'une écume blanche, insipide ; si ces éructations n'ont pas lieu, vomissements muqueux.

Trois jours avant l'apparition des règles, dureté de l'ouïe.

Avant les règles, fort ballonnement du bas-ventre.

Un jour avant les règles, douleur de griffement et de creusement autour du nombril, soulagée en portant le corps en avant ; dès que ces douleurs cessent, écoulement vaginal de mucus blanc qui teint le linge en blanc.

240. Quelques jours avant les règles, grande irritabilité et agitation.

Les règles avancent de quatre jours, coulent abondamment pendant trois jours, cessent pour un jour et reviennent ensuite le lendemain en grande quantité.

Les règles avancent de neuf jours.

L'écoulement menstruel avance de huit à dix jours, le sang en est foncé ; il est très-abondant et continue huit jours.

Les règles reviennent toutes les trois semaines ; elles s'établissent sans difficulté, coulent quatre à cinq jours et abondamment ; ensuite il sort, pendant deux à quatre jours, une sanie sanguinolente qui répand une odeur âcre et occasionne aux parties génitales du prurit et de la cuisson.

245. Pendant l'écoulement menstruel, vents ayant l'odeur d'œufs pourris.

Pendant les règles, les selles et les flatuosités s'arrêtent plus longtemps que d'ordinaire dans le rectum ; elle y ressent une pression, à chaque émission de vent, suivie alors du sang menstruel en grande abondance et souvent en caillots.

Pendant ses règles elle a l'ouïe dure.

Pendant les règles, bruissement et bourdonnement dans la tête, avec une douleur diductive, augmentant quand elle se baisse.

Pendant les règles, beaucoup de frisson sans chaleur et sans soif.

250. L'apparition des règles est accompagnée d'élancements dans le côté inférieur gauche de la poitrine et de douleurs sécantes autour du nombril.

Les règles coulent en abondance, entremêlées de gros morceaux.

Le troisième jour de ses règles, le matin à huit heures, elle reçut creosote, cinq gouttes et demie ; l'après-dînée à quatre heures, l'écoulement cessa sans douleurs aucunes, et elles revinrent à l'époque voulue. (Chez une jeune fille qui avait ses règles en trop grande quantité et trop tôt.)

Les règles, qui s'étaient arrêtées pendant quarante-huit heures, reviennent accompagnées de violents maux de ventre ; le sang est liquide et d'un rouge clair ; l'écoulement dure vingt-quatre heures, et ensuite ainsi que toutes les autres incommodités.

Les règles, qui avançaient de dix jours et étaient toujours accompagnées de beaucoup de douleurs lombaires, très-abondantes et pendant huit jours, sont cette fois plus faibles, ne coulent que trois jours et sans maux de reins.

255. Le troisième jour de ses règles, le matin à cinq heures claquement et bruit sourd dans le bas-ventre, semblables à des coups de feu ; puis très-pressant besoin d'aller à la selle avec diarrhée non douloureuse, qui se répète encore sept fois dans le courant de la journée ; paraît être un effet consécutif ; après dix jours.

Ses règles ne durent plus si longtemps qu'auparavant.

Les règles s'arrêtent pendant soixante heures, après avoir duré cinq jours et demi, et reviennent ensuite dans la matinée sans maux de reins ni tranchées.

Les menstrues surviennent tout à coup chez une femme grosse de trois mois, sans cause connue et sans douleur aucune ; le sang est noir et coule goutte à goutte. Creosote 18e l'arrête promptement.

La cinquième nuit de ses règles elle transpire beaucoup, mais seulement au dos et sur la poitrine, ce qui ne lui arrivait pas ordinairement.

260. Trois ou quatre jours après ses règles, violentes crampes dans le bas-ventre, surtout dans la région pubienne.

Quelques jours après ses règles, efforts et pression du haut en bas, comme si les règles allaient venir.

Deux jours après les règles, douleur constrictive dans le vagin, qui la fait tressaillir et ensuite écoulement blanc ; après vingt-deux heures.

Flucurs blanches jaunâtres, donnant une teinte jaune au linge, avec grande faiblesse dans les jambes.

Une femme qui n'avait jamais eu des flueurs blanches est prise, après la seconde dose creosote 6ᵉ, d'un écoulement blanc par le vagin, non douloureux, pendant plusieurs jours.

265. Hors le temps de ses règles, écoulement blanc périodique par le vagin.

Écoulement blanc, sans douleur, par les parties génitales.

Après les maux de reins et la chaleur au visage, écoulement blanc par les parties génitales, comme si elle avait ses règles ; après cinq jours.

Flueurs blanches formant sur la chemise des taches blanc jaunâtre, de la dimension d'un sou, et occasionnant parfois une démangeaison et un rongement aux parties génitales externes.

Le flux blanc est moins abondant et moins piquant.

270. Les flueurs blanches teignent le linge comme de la lavure de chair et a une odeur fétide.

L'écoulement vaginal est tout à fait blanc et a l'odeur des épis de blé frais.

Les flueurs blanches coulent déjà sans interruption depuis quatre jours, sans déterminer aucune sensation.

L'écoulement blanc persiste pendant vingt-quatre heures et cesse ensuite ; elle se sent très-lasse ; après trois jours.

Le matin, en se levant, écoulement par le vagin d'un mucus mélangé de sang ; après douze heures.

RESPIRATION. 275. Éternuments.

Éternuments, le matin.

Cinq à six éternuments de suite ; après une demi-heure.

Éternuments fréquents, le nez n'est point bouché, et cependant il semble qu'il y manque de l'air ; après trente-six heures.

Éternuments fréquents avec nez humide.

280. Le matin, enrouement, qui disparaît par l'éternument.

Le matin, éternuments fréquents sans traces de coryza; quelques personnes.

Coryza fluent; l'air, en traversant le nez, y est trop vif.

Elle est un peu enchifrenée, et éprouve la sensation comme si la membrane muqueuse du nez était gonflée ; après une heure.

Enchifrènement qui, au bout de douze heures, devient un coryza fluent, avec une sensation d'âpreté et de grattement sous le sternum.

285. Sous le sternum, sensation d'âpreté et de grattement qui la force à tousser ; après avoir toussé quelquefois, elle rejette un peu de mucus gris, insipide; après quoi la toux cesse ; après soixante-douze heures.

Toux difficile.

Toux sèche avec grattement dans la gorge et douleur dans la poitrine.

Toux provoquée par une sensation dans le milieu de la poitrine, comme s'il y avait des mucosités qui ne se détachent pas.

Grattement au-dessous du larynx, qui provoque la toux.

290. En toussant, grattement dans la gorge avec expectoration d'une petite masse de mucus dur; le soir.

Toux continuelle avec grande somnolence, frisson pendant une heure, puis chaleur sèche ; pendant laquelle l'enfant continue de dormir; grippe.

Toux avec expectoration facile de mucosités blanches et une sensation de grattement dans la gorge.

Toux quinteuse.

Vers le soir, grattement dans les bronches supérieures, qui excite à tousser; après sept heures.

295. Dans le milieu de la poitrine, grattement et démangeaison, qui provoquent une toux spasmodique sèche, qui la tourmente jusqu'à ce que des efforts pour vomir s'établissent; le matin.

Toux sèche, sifflante.

Sensation comme s'il y avait des mucosités dans la gorge, qui l'excite à toussoter continuellement ; au bout de peu de temps elle rejette un peu de mucus blanc ayant une saveur douceâtre ; après une demi-heure.

Sensation continuelle dans la gorge comme s'il y avait des mucosités qui se détachent facilement, et provoquent une toux creuse, rude, non interrompue.

Toux avec efforts pour vomir.

300. Toux avec vomituritions, mais il ne sort qu'un peu de salive.

Toux avec évacuation d'urine.

Chaque secousse de toux provoque une émission d'urine.

Pendant que la personne asthmatique monte les escaliers, la difficulté de respirer cesse par suite d'une toux facile, le matin.

Dyspnée, elle ne sait respirer parce qu'il lui semble que quelque chose retient le souffle dans le fond de la poitrine.

305. Dans le milieu de la poitrine, sentiment de pesanteur avec dyspnée, qui la porte involontairement à faire des inspirations profondes ; après une demi-heure.

Dans les parties inférieures de la poitrine, sentiment d'un fardeau qui l'empêche de respirer librement.

Oppression de poitrine subite, avec quelques élancements passagers dans le milieu du côté gauche de la poitrine.

En inspirant, une douleur de contusion dans le milieu de la poitrine avec difficulté de respirer

Un sentiment de pesanteur dans le milieu de la poitrine l'empêche d'inspirer assez profondément, il lui semble que le souffle est retenu au fond.

310. Elle est obligée d'inspirer profondément à cause d'un sentiment de pesanteur sur la poitrine : après vingt-quatre heures.

Il est obligé de faire fréquemment de profondes inspirations.

Respiration difficile, comme si la poitrine était comprimée, qui l'oblige sans cesse à inspirer profondément, sans douleurs; pendant une demi-heure ; après une demi-heure.

Respiration difficile avec anxiété.

POITRINE. En inspirant, dans le milieu de la poitrine une douleur de contusion avec dyspnée.

315. En inspirant, douleur dans l'intérieur de la poitrine

comme si elle était brisée , qui rend la respiration plus superficielle.

Immédiatement au-dessus du cœur, violents élancements
dans la poitrine qui ne lui permettent pas de respirer librement; en la comprimant avec les mains, les douleurs sont soulagées; pendant une heure, l'après-dînée ; après quatre jours.

En faisant des inspirations profondes, douleur constrictive
dans la poitrine.

Au milieu de la poitrine, élancements vifs et fréquents, que
la respiration rend plus douloureux, et qui s'étendent par
l'épaule droite jusqu'au coude, accompagnés d'une sensation
paralytiforme; lorsqu'elle lève le bras, les douleurs sont les plus
intenses sur l'épaule.

A partir du milieu de la poitrine jusque dans le cou, une
ardeur comme si elle avait bu de l'eau-de-vie, la langue même
lui fait mal, comme si elle était brûlée, avec chaleur, rougeur
et tension au visage ; après une demi-heure.

320. Dans les parties inférieures de la poitrine, une douleur
d'écorchure.

En inspirant, ainsi qu'en pressant sur le sternum, douleur
et meurtrissure, vers son milieu, comme si les os de la poitrine
avaient été comprimés par quelque chose de dur, qui s'étend
ensuite vers les clavicules et envahit les muscles du cou et de
la nuque.

Une sensation douloureuse dans le sternum, comme s'il
avait été fortement comprimé, qu'il ressent plus en expirant
qu'en inspirant.

Douleurs de poitrine, comme si le sternum avait été enfoncé;
après deux heures.

Un point de côté qui avait existé depuis cinq ans diminue
beaucoup.

325. En respirant, un élancement aigu dans le côté gauche de la poitrine, qui cesse bientôt et se porte dans le droit.

Dans les parties externes du côté gauche de la poitrine, un
élancement qui n'est pas en rapport avec la respiration; dans
le repos.

Dans l'intérieur du côté droit de la poitrine, quelques élancements qui lui coupent la respiration.

L'après-dînée, à trois heures, quelques élancements dans le côté droit de la poitrine et sous l'omoplate droite, qui arrêtent la respiration; elle faillit tomber.

Dans la poitrine gauche, un élancement qui est très-douloureux quand elle se tourne dans son lit.

330. Violents élancements très-douloureux et persistants dans la poitrine droite, qui se déclarent au bout de plusieurs jours, continuant pendant plusieurs jours et que l'inspiration et l'expiration aggravent beaucoup.

A divers endroits, entre les côtes, douleurs lancinantes revenant périodiquement.

Élancement douloureux en travers du milieu de la poitrine, qui commence le matin, à son lever, et cesse vers midi.

Dans le côté inférieur droit de la poitrine, violents élancements; pendant plusieurs jours.

Dans le côté droit de la poitrine, douleurs semblables à des coups de couteau, passagères, mais revenant toujours, soit de jour, soit de nuit; il ne peut dormir de toute la nuit; les élancements sont si violents, qu'ils lui font pousser des cris de douleur; en appuyant fortement la main sur la partie et en la comprimant, les violents élancements s'affaiblissent un peu, mais reviennent avec la même intensité dès que la main est retirée.

335. Dans le milieu de la poitrine droite, à un pouce du mamelon vers le sternum, une pression très-douloureuse sourdement lancinante, qui traverse la poitrine de part en part et se fait encore sentir sur l'angle interne de l'omoplate; après une demi-heure.

Toute la partie extérieure de la poitrine lui fait mal, comme si elle était enfoncée, ce qui n'a pas d'influence sur la respiration; après vingt-quatre heures.

Sur le côté droit, près du sternum entre la deuxième et la troisième côte, un élancement tiraillant; après cinquante-six heures.

Une douleur tiraillante dans le côté supérieur postérieur

droit de la poitrine, se dirigeant en avant et occasionnant un élancement sur la glande mammaire correspondante; après soixante heures.

Élancement tiraillant sous les fausses côtes gauches dans le repos et pendant le mouvement, vers le soir; après quatre jours.

540. Tiraillement périodique dans les glandes mammaires se dirigeant du côté externe vers le mamelon; après deux jours.

Sensation comme si les mamelles se remplissaient de lait et qu'elle allaitât un enfant; ses seins sont cependant flasques et plus flasques même qu'à l'ordinaire.

Au-dessous de la glande mammaire gauche, plusieurs élancements successifs comme avec une alène, rayonnant en haut et causant au-dessus du sein et sous l'omoplate droite des douleurs lancinantes qui l'empêchent de respirer et qui durent cinq minutes; après quarante-huit heures.

Élancement sous la glande mammaire gauche, en devant, pendant une demi-heure; après quoi une douleur comme avec un couteau très-aigu en travers le creux de l'estomac se dirigeant vers la poitrine droite, dans le côté droit du ventre vers la cuisse et la jambe, s'arrêtant dans l'articulation du pied, à peu près comme un coup électrique; l'après-dînée.

Un point au cœur sur lequel la respiration n'influe aucunement; pendant un quart d'heure.

DOS. 545. Quelques élancements entre les omoplates, qui disparaissent et reviennent.

Douleur dans les omoplates comme si elle y avait reçu des coups; après trente-deux heures.

Tension tractive entre les épaules.

Douleurs au dos, la nuit, qui lui permettent à peine de se coucher et s'étendent jusqu'au-dessus de la hanche gauche, se fixent dans l'aine et envahissent aussi la région inguinale gauche, à tel point qu'elle peut à peine se lever; les douleurs dorsales sont plus intenses dans le repos que pendant le mouvement; après trente-six heures.

Traction spasmodique partant des vertèbres lombaires jusqu'en devant dans les parties génitales, ce qui lui est très-désagréable ; après neuf heures.

350. Douleur dans les vertèbres lombaires comme elle en avait antérieurement avant ses règles.

Dans l'une des vertèbres lombaires supérieurs, douleur d'exulcération comme si les chairs y étaient arrachées et lui donne la sensation (en se levant) comme si quelque chose allait en sortir.

Violentes douleurs dans les vertèbres lombaires, comme s'il y avait un abcès, avec efforts vers le rectum, comme si des vents voulaient sortir, ce qui n'a pas lieu, pendant la menstruation ; le mouvement soulage les douleurs dans le dos, quand les règles ne coulent pas.

Douleurs lombaires, comme des douleurs d'enfantement, qui lui occasionnent des envies d'aller à la selle, avec ballonnement du bas-ventre ; après quatre jours.

Maux de reins tiraillants, longeant le coccyx jusque dans le rectum et le vagin, où ils occasionnent des douleurs cramproïdes, constrictives, entremêlées d'élancements. Ces douleurs sont apaisées en se levant, mais reviennent par intervalles (semblables à des douleurs d'enfantement), après quoi, écoulement d'un flux blanc (comme de l'eau laiteuse); après vingt-quatre heures.

355. Fouillement dans le sacrum, comme si quelque chose allait en sortir; dans le repos et pendant le mouvement; après six heures.

Maux de reins comme après avoir été trop longtemps baissé, que les mouvements aggravent.

Maux de reins qui lui donnent même du malaise, plus intenses dans le repos, apaisés pendant le sommeil.

Maux de reins comme s'ils avaient été brisés, qui s'étendent entre les épaules (comme s'il y avait là un lien), au point qu'elle ne sait remuer les bras sans ressentir de fortes douleurs et qui empêchent de se baisser; toute la journée.

Le matin, en s'éveillant, maux de reins, qui devinrent plus violents dès qu'elle fut levée; la douleur s'étendit au bas-ventre et y occasionna une forte pression sur la matrice, comme si elle allait sortir ; elle descendit ensuite dans les cuisses et causa de l'angoisse et un tremblement dans tout le corps, avec frissons intérieurs (comme de fausses douleurs d'en'antement) et des élancements dans les parties externes de la génération ; diminuée en étant couchée, mais aggravée pendant la marche et en étant assise; après vingt-deux jours.

360. Tiraillement spasmodique depuis les vertèbres lombaires, se dirigeant en avant et le long des cuisses, qui sont identiques aux douleurs d'enfantement, avec grande agitation dans tout le corps, comme si elle allait accoucher.

Maux des reins qui vont de bas en haut, avec chaleur dans la paume des mains et à la plante des pieds.

MEMBRES SUPÉRIEURS. Sur le côté postérieur de l'articulation des épaules, élancements qui traversent le bras jusque dans les doigts, où ils déterminent une sensation d'engourdissement, avec insensibilité et perte des forces au point qu'elle ne sait rien saisir avec les mains ; quand elle ne ressent pas des élancements, vulsions dans les mains avec chatouillement et chaleur; après trente heures.

Vers quatre heures de l'après-dînée, élancements dans l'épaule droite; au bout d'une demi-heure, plusieurs élancements dans le côté gauche de la poitrine et vers six heures une très-violente douleur tiraillante dans le bras droit; après trois jours.

Douleurs dans les épaules, comme si elle les avait eues découvertes pendant la nuit.

365. Sur les épaules, douleurs comme si les parties avaient été acculées contre des angles aigus.

Un tiraillement douloureux dans les parties postérieures des épaules.

Sur le côté inférieur droit du bras, une douleur, comme si elle avait reçu un coup, qu'elle ne ressent que quand elle y touche; après quarante-huit heures.

Sur le côté interne du bras gauche, une douleur de pincement.

Sur le côté inférieur antéro-postérieur du bras droit, dans les muscles cubitaux, un tiraillement douloureux jusque dans les doigts, de sorte qu'elle ne peut rien saisir convenablement avec la main et qu'elle y éprouve une sensation de paralysie; il revient toutes les demi-heures, même toutes les heures.

370. Dans l'articulation des deux coudes, douleurs périodiques, comme si les ligaments en étaient contractés et trop courts.

Dans la région inférieure du cubitus gauche, une douleur spasmodique qui s'étend jusque dans les doigts.

Une douleur spasmodique, gloussante, sur le côté interne et inférieur du côté gauche, qui revient par intervalles; l'après-dînée; après huit heures.

En écrivant, une sensation de serrement dans la pointe du coude droit, qui le gêne beaucoup; après une demi-heure.

Douleurs tiraillantes dans l'avant-bras gauche, se dirigeant vers les doigts.

375. La peau des mains se crevasse; les mains elles-mêmes sont roides et engourdies.

Une douleur de paralysie tombe comme un éclair sur la main gauche, et la force à laisser échapper ce qu'elle tenait, après vingt-quatre heures.

Dans le creux des mains, chaleur très-agréable suivie bientôt d'une sueur chaude, le matin dans le lit, revenant dans la journée, par intervalles.

Une douleur picotante sur le dos de la main gauche entre le pouce et le doigt indicateur; après une heure.

Dans la paume de la main droite, entre le doigt médius et le doigt indicateur, prurit plutôt agréable, pendant des heures entières, que l'action de frotter ne fait pas complétement disparaître; après quatre heures.

380. Toute la main droite est couverte de boutons qu'on sent plus qu'on ne les voit, avec prurit si violent, qu'elle doit se gratter; il est plus intense vers le soir et le soir dans le lit.

Douleur de roideur et d'entorse dans le pouce gauche.

Douleur d'entorse dans l'articulation du pouce gauche.

Douleurs tiraillantes dans les bouts des doigts de la main gauche, avec la sensation comme s'ils étaient tuméfiés.

Douleurs tiraillantes dans le doigt annulaire gauche.

385. Dans le gras de l'indicateur gauche, une douleur comme s'il y avait une épine avec commencement de suppuration.

Dans l'indicateur gauche, une douleur paralytique qui commence pendant le repos et cesse dans le mouvement.

La première phalange de tous les doigts est comme morte, ils sont tout blancs et sans sentiments.

Le matin, un quart d'heure après le lever, les deux premières phalanges de tous les doigts s'engourdissent, avec fourmillement; les doigts sont tout blancs, comme si les mains étaient mortes; elle est obligée de plonger l'indicateur droit dans de l'eau chaude, puisque le sentiment tarde à y revenir; après quarante-huit heures.

MEMBRES ABDOMINAUX. Dans l'articulation de la hanche gauche, une douleur comme si les parties étaient déboîtées; dès qu'il appuie sur le pied droit, il éprouve une sensation dans la jambe gauche, comme si elle était trop longue.

390. Dans la région de la crête iliaque, élancements qui passent en travers du ventre.

Endolorissement dans les crêtes iliaques et les vertèbres lombaires, comme si elle avait trop couru; cet endolorissement ou brisement s'étend dans les cuisses et descend jusque dans les mollets, où il s'arrête comme un éclair; il laisse à la suite une roideur ou une lourdeur dans les vertèbres lombaires; le matin.

Depuis l'ischion droit jusque dans le milieu de la cuisse, sur le côté externe, une douleur tiraillante comme sur les os, avec frissons; après huit heures.

En appuyant sur la crête des os des îles, sensation comme si elle y avait quelque chose de lourd ou de dur.

Douleurs tiraillantes depuis la tête du fémur droit jusque dans l'articulation du genou, au point qu'elle peut à peine monter l'escalier, moindre dans le repos que pendant le mouvement, pendant quelques jours.

395. Un tiraillement douloureux avec élancements depuis les fesses, à travers les jambes et la plante des pieds, plus

violent dans le membre droit, que le mouvement aggrave beaucoup.

Dans le milieu des muscles de la cuisse gauche, une douleur comme si elle y avait reçu un violent coup ou secousse, plus violente en étant assise; après vingt-quatre heures.

Douleur tensive dans les parties postérieures des cuisses, comme si elle avait fait une longue course à pied, et dont on s'aperçoit le plus dans la marche et en se baissant.

Taches bleues aux cuisses comme produites par une forte pression.

Dans le milieu de la cuisse gauche, une douleur vulsive pénétrante; dans le repos; après huit heures.

400. Une douleur vulsive dans les parties charnues, trois doigts au-dessus du genou gauche; dans le repos.

Du milieu de la cuisse gauche jusqu'au milieu de la jambe, douleur dans les parties, comme s'il y avait eu des déchirements et qu'elles en fussent encore roides; pendant le mouvement.

Une tension douloureuse dans le fascia lata de la cuisse gauche.

Trois doigts au-dessus du jarret gauche dans les muscles de la cuisse, une douleur comme s'ils étaient trop courts, plus violente en se baissant et en marchant, et ne s'aggravant ni par l'attouchement ni par la pression extérieure.

Déchirement vulsif dans le genou droit, dans le repos; après une demi-heure.

405. Immédiatement au-dessus du genou jusqu'à trois pouces plus haut, une douleur tensive dans les muscles; en appuyant la main dessus, douleur dans les parties comme si les chairs en étaient arrachées, ce qu'on ne ressent point dans le repos; plus intense dans la jambe droite que dans la gauche; après deux jours.

Lassitude dans les articulations des genoux, comme s'ils allaient fléchir; pendant le mouvement; pendant une heure; après quarante-huit heures.

Dans l'articulation du genou gauche, une douleur d'entorse, de sorte qu'il ne peut s'appuyer sur la jambe et avec la sensation comme s'il allait tomber.

(Douleurs déchirantes, térébrantes et lancinantes dans la

rotule gauche, qui commencent avec frisson, vers le soir, persistent sans interruption toute la nuit jusqu'au matin, époque à laquelle elles cessent.)

Une douleur pressive aiguë sous la rotule droite.

410. Douleurs lancinantes, déchirantes, tiraillantes, tantôt dans le mollet droit, tantôt au-dessus du genou, tantôt dans la région de l'articulation de la hanche, pendant cinq minutes, et revenant alors constamment au bout de cinq autres minutes; les douleurs sont toujours d'une grande intensité et la font tressaillir ; en même temps prurit et cuisson dans les yeux, qu'elle est obligée de frotter, après quoi ardeur ; il s'amasse sans cesse dans les angles internes beaucoup de chassie grasse, qu'elle est forcée d'enlever à différentes reprises.

Aux jarrets, peau rouge, gratteleuse, comme une dartre.

Dans les jambes, depuis les genoux jusque dans les orteils, mais surtout à la plante des pieds, pulsation comme dans un furoncle; dans le repos et pendant le mouvement.

Une douleur contractive, comme une sorte de crampe, dans la mollet droit jusque dans les malléoles, après cinq jours.

Depuis les genoux jusque dans l'articulation du pied, mais surtout dans les mollets, une tension douloureuse pendant le mouvement, non dans le repos.

415. Frisson depuis le dos des pieds jusqu'au-dessus des genoux.

Déchirement dans les jambes, qui remonte des malléoles vers les genoux, qui occasionne encore de la tension dans les mollets; après soixante heures.

Une traction indolore à travers la jambe gauche; le pied en est vivement soulevé.

Ardeur, tiraillement et élancement commençant autour des malléoles et allant à travers la plante des pieds dans les orteils; les douleurs sont excessivement vives dans la plante des pieds, tant dans le repos que pendant le mouvement; elles se déclarent dans la matinée et ne cessent que vers le soir; après quatre jours.

Dans l'articulation du pied droit, un élancement qui devient plus intense pendant le mouvement que dans le repos; après querante-huit heures.

420. Plusieurs élancements successifs dans l'articulation du pied droit, qui s'irradient jusqu'aux orteils et envahissent tout le pied; après trente-six heures.

Un tiraillement paralytique à travers le genou gauche.

A la malléole externe du pied droit une douleur térébrante de dedans en dehors; dans le repos.

Une douleur d'entorse dans le tendon d'Achille gauche.

Dans le talon gauche pendant le mouvement, un violent élancement qui la fait tressaillir et l'arrête tout court.

425. Les plantes des pieds sont comme abcédées; après quatre jours.

Ardeur dans les plantes des pieds, l'après-dînée deux heures jusqu'au lendemain matin deux heures, revenant quatre jours de suite vers la même heure; après trente-deux heures.

Faiblesse dans la jambe gauche, qui est privée de toute fermeté.

Pieds gonflés depuis les mollets jusqu'aux orteils, le gauche plus que le droit; le gonflement est œdémateux, blanc; les pieds sont toujours froids, de telle sorte qu'elle doit faire beaucoup d'efforts pour pouvoir les avancer.

Douleurs pinçantes et vulsions dans toutes les articulations.

430. Douleurs déchirantes, tiraillantes et lancinantes depuis les talons, à travers les plantes des pieds jusque dans les orteils, dans le repos comme pendant le mouvement. Ces douleurs débutent vers le soir, persistent jusqu'à ce qu'elle se couche; le lendemain matin, quand elle voulait se lever, les plantes des pieds étaient fortement enflées, ce qui se dissipe dans la matinée.

Froid aux pieds.

Quelquefois sueur aux pieds.

Le pied gauche enfle un peu.

Pesanteur dans les jambes depuis les genoux jusque dans l'articulation tibio-astragalienne; pendant le mouvement; le matin.

435. En marchant, lourdeur des pieds, dont elle ne s'aperçoit pas dans le repos; après trente-six heures.

Remuement dans les plantes des pieds, comme si elle avait fait une longue marche; avec grande lassitude; elle ressent plus de lassitude dans la partie gauche du corps que dans la droite.

Bourdonnement et grouillement dans les jambes.

Prurit brûlant dans la plante des pieds.

SYMPTOMES GÉNÉRAUX. Douleur de meurtrissure dans tous les membres.

440. Pesanteur dans tous les membres avec envie de dormir.

Sensation dans tous les membres comme si elle allait être prise d'un gros rhume.

Tous les membres sont comme brisés, comme si elle avait fait une trop longue course (1).

Sensation comme si les moindres parties du corps se remuaient; dans le repos.

Secousses dans tout le corps qui l'effrayent; la nuit pendant le sommeil.

445. Grande irritation de tout le corps.

Le soir depuis neuf heures jusqu'à deux heures du matin, étant couchée dans son lit, maux de reins, sensation de frisson intérieur et fortes pulsations dans la tête qui l'empêchent de s'endormir et l'obligent de se jeter de côté et d'autre; après quarante-huit heures.

Fatigue et lassitude dans les jambes, comme si elle avait fait une trop longue marche (2).

Le matin, elle est obligée de se lever, trente minutes avant son heure habituelle, et éprouve une défaillance dont les effets ne disparaissent complétement qu'une heure après.

PEAU. Prurit sur tout le corps, qui l'oblige à se gratter continuellement; après s'être gratté, le prurit cesse au ventre sans autre incommodité, mais aux jambes et aux bras il brûle violemment.

_____

(1) Toutes les douleurs ne persistent que peu de temps, de quelques minutes à une demi-heure; le plus grand nombre disparaît instantanément au grand air. D' Eichhorn.

(2) Amaigrissement notable et grisonnement extraordinaire des cheveux. D' Eichhorn.

450. Le prurit devient tellement violent, vers le soir, que la personne pense en devenir furieuse.

(Tout le corps se couvre de boutons de gale grasse, les pieds enflent et deviennent un peu roides.)

Tout le corps se couvre de boutons gros et gras (comme de variole).

Échauboulures ortiées, pendant deux à trois jours, constamment remplacées par d'autres.

Éruption vésiculeuse (comme des piqûres de punaise) sur tout le corps, à l'exception des mollets, de la poitrine et du visage; la démangeaison est la plus forte le soir entre cinq et sept heures et dans la nuit.

455. Toute la nuit elle reste couchée dans le lit et ne peut s'endormir à cause de chaleur, de prurit et de brûlure à tout le corps.

Elle s'éveille après minuit; elle a trop chaud au lit, mais, dès qu'elle met le pied dehors, elle se refroidit.

SOMMEIL. Pandiculations et bâillements comme avant un accès de fièvre intermittente.

Bâillements fréquents comme si elle n'avait pas assez dormi; le matin.

Bâillements fréquents avec frisson.

460. Toute la journée, bâillements avec larmoiement des yeux.

Bâillements très-fréquents avec les larmes aux yeux.

Bâillements fréquents avec douleurs pressives dans le front et fatigue.

Envie de dormir et bâillements avec goût fétide dans la bouche et peu d'appétit; après six jours.

Grande envie de dormir, elle dormirait sans cesse.

465. Fatigue comme si elle n'avait pas assez dormi, avec sensation de chaleur dans les yeux; au bout d'un quart d'heure.

Elle dort d'un sommeil profond toute la nuit, ce qui n'est point ordinaire chez elle, et le matin elle se sent très-bien, après seize heures.

Elle est très-fatiguée et ne peut cependant pas s'endormir; elle se tourne continuellement dans le lit, toute la nuit, jusqu'à quatre heures du matin, où surviennent ses règles ; elle dort pendant une heure.

Le soir, dans le lit, une agitation dans tout le corps l'empêche de s'endormir.

La nuit à deux heures, elle s'éveille tout à coup, comme si on l'avait appelée; elle était très-bien et ses règles coulaient.

470. (Pendant les premiers jours de l'expérimentation), il lui semble tous les matins qu'elle n'a pas assez dormi ; tous ses membres sont comme paralysés.

Mauvais sommeil ; elle se tourne constamment dans son lit toute la nuit; elle se jette de côté et d'autre, et ne comprend pas ce qui peut l'empêcher de dormir; le matin, en se levant, grande fatigue dans tout le corps ; au moindre effort corporel, la sueur lui découle; elle est forcée de s'asseoir souvent pour se reposer; quand elle est debout, ses genoux fléchissent (pendant douze heures), après six jours.

Quoiqu'elle s'éveille fréquemment la nuit, elle a cependant assez dormi le matin et elle se sent très-bien ; tous ses maux de tête ont disparu et ses idées reviennent nettes (1).

Elle s'éveille trois à quatre fois par nuit, sans cause aucune; après s'être tournée quelquefois, elle se rendort et se sent fatiguée le matin.

Mauvais sommeil, de quelque côté qu'elle se couche; le matin les yeux sont collés.

475. Elle peut rarement s'endormir avant minuit, comme si la fatigue et les douleurs dans tous les membres l'en empêchaient.

Depuis trois nuits elle ne s'endort pas avant une à deux heures après minuit, et son sommeil est interrompu par toutes sortes de rêves; à son réveil, le matin à sept heures, engourdissement des deux bras jusqu'aux coudes; après trois jours.

Depuis trois heures du matin elle n'a plus aucun repos; elle se jette de côté et d'autre.

Le sommeil de la nuit est troublé par de la pression et de l'ardeur dans les yeux; ce n'est que vers le matin qu'elle s'en-

(1) Comp. les sympt. 13, 14, 15, 16, 19, 34, 44.

dort pour un moment; en se réveillant, elle a les yeux collés; après douze heures.

Sursauts avec effroi pendant le sommeil.

480. Elle rêve qu'il est arrivé un malheur à ses enfants, ce qui la fait pleurer et cause de l'anxiété; en s'éveillant, elle se trouve couverte de sueur.

A peine endormie, elle a des rêves tourmentants.

Après minuit, elle rit pendant son sommeil, et, éveillée, elle en ignore le motif; elle était découverte et froide, sans frisson.

La nuit, pendant son rêve, une sensation de gêne dans la gorge.

Elle rêve qu'elle tombe d'une grande hauteur.

485. Elle rêve qu'il neige et qu'elle se trouve dehors avec son petit enfant, ce qui l'inquiète beaucoup.

Rêves tourmentants; elle est poursuivie par des hommes d'une haute stature qui veulent la violer; sans désir vénérien aucun.

Elle rêve qu'elle a pris du poison et qu'elle en est devenue toute maigre.

Rêves inquiétants; elle voit devant elle un petit obstacle qui devient de plus en plus considérable.

Toute la nuit, rêves inquiétants, contre son ordinaire.

490. Elle rêve d'un grand feu, ce qui lui donne des angoisses et l'éveille.

Il rêve d'érections et d'envies d'uriner, et au moment où il allait satisfaire ce besoin, il rêve que le gland tombe.

Elle rêve de linge sale et dégoûtant.

FIÈVRE. Sensation de fièvre dans tout le corps, l'appétit étant bon.

Horripilation sur toute la peau.

495. Elle a des frissons, ses mains sont froides comme la glace; après deux heures.

Elle prend facilement froid.

Elle a continuellement des frissons, mais elle a surtout froid pendant ses règles.

Froid sur tout le corps; la peau est comme morte, avec la sensation dans tout le corps comme si elle avait passé la nuit dans la débauche et qu'elle n'eût par dormi; le matin; après deux heures.

Frissons sur tout le corps, avec secousses, forte chaleur au visage, joues cramoisies, puis très-froid; sensation de pesanteur depuis les épaules jusqu'aux coudes, tellement qu'elle ne peut porter le bras sur la tête; elle n'éprouve pas les douleurs dans le repos, mais bien pendant le mouvement, avec grande mauvaise humeur; depuis dix heures du matin jusqu'à dix heures du soir; elle dormit très-bien la nuit, et le lendemain matin elle était de bonne humeur; après quatre heures.

500. Le soir à neuf heures, frissons, d'abord aux pieds, puis dans le dos, à la tête et aux bras, jusqu'au bout des doigts, avec une sensation comme si ces parties étaient froides, ce qui n'est pas; pendant une minute seulement; après trente-six heures.

Le matin, dès qu'elle sort du lit, frisson secouant avec saignement de nez; le sang est rouge clair; après vingt heures.

Dès qu'elle est en repos, froid par tout le corps.

Trois jours de suite, froid sans soif suivi de chaleur.

Froid entre les épaules le long du dos, tellement qu'elle ne peut pas encore se réchauffer à la chaleur du poêle; pendant ses règles.

505. Un frisson pendant cinq heures, puis chaleur au visage, chaleur aux mains et froid aux pieds avec frissonnement, depuis deux heures de l'après-dînée jusqu'à onze heures du soir; après quatre heures.

Froid entre les épaules jusque dans le milieu des lombes, où il s'arrête; puis maux de reins, qui ne lui permettent ni de s'asseoir ni de se coucher, et qui l'obligent à marcher constamment, ce qui soulage un peu; mais il lui survient de nouvelles douleurs aux hanches, qui s'étendent jusqu'au milieu des cuisses et l'empêchent de rester tranquille au lit; ces douleurs ne cèdent qu'à la chaleur appliquée extérieurement; le contact de l'air les augmente. *Nux vom.* 10e les enlève promptement.

Deux heures après la dose, frisson violent avec bouffées de chaleur au visage, sans soif, douleurs tiraillantes et lancinantes dans les deux os temporaux antérieurs, pression dans le globe des yeux, et une sorte de voile devant qui trouble la vision et l'oblige à les frotter, ce qui provoque un écoulement de larmes brûlantes et âcres; le blanc a tout l'air d'être enflammé.

Alternative de frisson et de chaleur avec grande soif; lassitude dans tous les membres; toux continuelle, tantôt sèche, tantôt grasse (avec expectoration), mais très-douloureuse et très-fatigante, ayant son siège dans les parties inférieures du thorax, sous forme de chatouillement et remontant du milieu de la poitrine jusque dans la gorge. La toux ébranle violemment la région de l'estomac et il éprouve sur le milieu du sommet de la tête une douleur pressive que l'attouchement aggrave.

Après le frisson, soif.

510. Joues rouges avec froid intérieur, dans une chambre bien chauffée.

Chaleur passagère, périodique; les joues deviennent cramoisies; la rougeur est nettement circonscrite.

Chaleur sèche, fébrile, sur tout le corps (les joues sont comme teintes), sans soif, suivie bientôt de sueur chaude; dès que celle-ci cesse, les plus violentes douleurs tiraillantes et lancinantes dans les lombes, qui l'empêchent de dormir la nuit et ne lui permettent pas de se tourner dans le lit.

Pouls petit et déprimé.

Toute la journée, pouls fort, dans tout le corps, avec la sensation comme si tout le corps vacillait, dans le repos; elle ne ressent rien pendant le mouvement.

515. Pouls naturel; mais, quand elle se repose, elle sent les pulsations dans toutes les parties du corps.

NUX MOSCHATA.

Myristica moschata, Lamm. — *M. aromatica*, Thunb., — *M. of-ficinalis*, L. F., *Flore médicale*, V, fol. 242 ; — *noix mus-cade, muscadier, Muskatnuss.*; — *Laurinées (myristicée)*, Juss.; *diœcie monadelphie*, Linn.

Pour l'usage homœopathique, on choisit, parmi les petites noix obrondes, obtuses des deux côtés, celles qui sont encore fraîches, pesantes et grasses, et qui, traversées par une aiguille chauffée, laissent suinter une huile jaunâtre. On les nettoie à l'aide de l'eau distillée de la poussière blanchâtre (chaux) qui y adhère. On prend une graine de cette noix, qu'on pulvérise (trois triturations) et qu'on délaye, d'après les règles indiquées, jusqu'à la Xe dilution.

SOURCES.

Helbig, *die Muskatennuss nach homœopathischen Grund-sætzen bearbeitte*, Leipzig, 1833. (Heraklides) cahier 1er, l'au-teur a ajouté le chiffre de chaque personne qui s'est soumise à l'expérimentation aux symptômes observés, parmi lesquelles Al., An., Leh., Ed., Mi. et Ou. sont des femmes. — Le docteur Heyder, *ibid.* — Hencke, *ibid.* — Avicenna, *Canon medicinæ*, Venet., 1595, lib. II, cap. dii. — Bertele, *Handbuch der dy-namischen Arzneymittellehre*, Landsh, 1805, p. 558.

Bertini Campani, *Georg. medicina*. Basil., 1587, p. 495.

Bontius, *Historia naturalis et medica Indiæ oriental*. Amster., 1658.

Cartheuser, *Fundamenta materiæ medicæ*, t. II, p. 551.

CHRISTOPH A COSTA, *Aromatum liber*, p. 249.

CULLIN, *Treatise of the mat. med.*, II, 204.

DIETZ, *Tractatus de nuce moschata.*

ETTMULLER, *Mich. opera per Westphal.* Franc., 1697, p. 609.

FABER, PET. JOH., *Myrothecium spagyricum, sive pharmaco-pæa chymica.* Argent., 1632, p. 139.

FRANKEN A FRANKMAN, *Kraüser-Lexicon.* Leipzig und Züllichen, 1766, p. 414.

GEOFFROY, *Abhandlung von der Mat. med. aus den Lat.* Leipzig, 1761, p. 655.

HAHNEMANN, SAM., *Organon* (p. 59) *und kleine Schriften* (I, 198).

HERMANN, PAUL, *Cynosura materiæ medicæ.* Argent., 1710, p. 125.

HOFFMANN, CASP., *De medicamentis officinalibus*, p. 398.

HOFFMANN FREIDT., *Opera*, V, 371.

JAHN, *Praktische Materia medica.* Erf., 1818, II, 6 et 190.

KRAUS, *Arzneymittellehre*, V. *Arnemann*, p. 126.

LANGE, *De remediis Brunsvicensium domesticis.* Bruns., 1765, p. 134.

LOSECKE, *Materia medica.* Gmelin. Berlin und Stettin, 1790, p. 330.

MOEBIUS, *Institutiones medicæ*, l. IV, p. II, ch. VII, p. 509.

PAULINUS, *De nuce moschata.* Lips., 1704, 8.

Pharmacologisches Lexicon. Mainz und Hamburg, 1800, II, 132.

RAJUS, JOH., *Historia plantarum.* Lond., 1686.

RIEDLINUS, *Linea medica.* Vindob., 1600.

RIVERII, *Praxis medica.* Gondæ, 1649.

RUMPH, *Herbarium amboisiense.* Amstel., 1641.

SCHUSTER, *Medicinisch-chirurgisches Lexic.* Chemnitz, 1756.

SEBIRIUS, MELCH., *De alimentorum facultatibus.* Argent., 1650, p. 443.

SETHI, SIM., *Syntagma de alimentorum facultate.* Basil., 1561, p. 56.

Spielmann, *Institutiones materiæ medicæ*. Argent., 1774, p. 283.

Sprengel, Curt., *Institutiones pharmacologicæ*, p. 82.

Tabernœmontanus, *Kraüterbuch*. Basil., 1731, p. 1323.

Thunberg, *Dissert. de myristica*. Upsalæ, 1788.

Valentini, *Aurifodina medica*, etc. Gissæ et Francof., 1713, p. 201.

Zwinger, *Theatrum botanicum*. Basil., 1744.

Les symptômes qui portent un * astérisque proviennent des fleurs.

Il paraît que les Grecs et les Romains n'ont connu ni les fleurs ni les noix du muscadier, car leur macis (une écorce épaisse, jaune, astringente) provient vraisemblablement d'une tout autre plante (je renvoie à cet égard à Garcia et à de Costa), et le mot macis, chez Plaute (*Pseudol.*, actus III), mérite encore moins une mention. Avicenne le premier en fait mention, quoiqu'elle paraisse avoir été connue des Arabes bien avant lui. Les médécins des siècles précédents (Ettmuller, Casp. et Fred. Hoffmann, River, etc.) l'administraient fréquemment, et le Pline indien, Rumph, donna la première description détaillée de son fruit et de ses espèces, dans laquelle se trouvent aussi des remarques pratiques importantes. Les pharmacologues rationnels des derniers temps décomposèrent aussi cette noix et y trouvèrent, comme dans cent autres choses, une substance propre, appelée myristicime.

J'ai trouvé que la semence du *carum caroi* était un puissant antidote. L'action des petites doses ne durait, dans quelques cas rares, que quelques jours (six à huit), celle de plus grandes, au contraire, persistait au delà de deux ou trois semaines.

En général, je trouvais que la muscade était surtout efficace dans les circonstances suivantes :

1° Quand la maladie provenait de l'action du froid (humide);

2° Quand les incommodités (la douleur comme la fièvre) étaient apaisées par la chaleur extérieure, aggravées au contraire par le grand air froid ;

3° Quand on observait parmi les symptômes de la somnolence ou de la tendance aux syncopes;

Elle avait aussi une action efficace,

4° Chez les individus dont la peau était fraîche, sèche, peu disposée à la transpiration ;

5° Chez les femmes et les enfants.

PHÉNOMÉNOLOGIE.

A. *Observations cliniques.*

Elle est excellente dans la faiblesse de la mémoire. Cartheuser.

La noix muscade ne conviendrait-elle pas dans la faiblesse des esprits? Sam. Hahnemann.

(Les *tabellæ magnanimitates* et le *pulvis lætificans* contiennent, d'après Geoffroy, de la muscade; et c'est en vertu de leur effet primitif tout contraire qu'on les administre. Helbig.

Elle est utile dans toutes les maladies froides du cerveau, la paralysie et autres affections des nerfs et de l'utérus. Costa.

5. Céphalalgie stomacale. Cartheuser.

Stupidité dans toute la tête. Heyder.

Embarras de la tête, surtout dans le front. Heyder.

Apoplexie. Marggrav, River, etc. Comp. 192, 193, 195, 200, 412.

(De là les emplâtres céphaliques, les baumes contre les maux de tête et l'apoplexie.)

10. Dans l'amaurose, en mâchant la noix, le matin à jeun, de sorte que la vapeur en remonte vers les yeux. River, II, 12.

Elle fortifie la vue et est utile absebel (?). Avicenna et Faber.

Elle est utile contre les taches de rousseur. Avicenna et Faber.

Elle améliore très-sûrement les taches de la face. Faber.

Les fleurs dissipent la pâleur de la face. *Curios. botan.*

15. Mal de dents chez une femme enceinte ; élancement et

déchirement dans les oreilles et les tempes ; élancements dans les dents, en les suçant avec la langue. L'air et l'attouchement augmentent la douleur. Helbig.

Douleur dans les dents et dans la nuque, causée par l'air froid humide du soir; pression comme si on saisissait les dents. Les dents paraissent en outre branlantes et l'eau chaude adoucissait la douleur. Helbig.

Maux de dents lancinants que la chaleur extérieure apaisait. Dans plusieurs cas. Helbig.

Déchirement dans les dents, la nuit, pendant lequel elle ne peut pas fermer les arcades dentaires, qui sont comme paralysées. Helbig.

De là l'*electuarium pro gingivis* (avec l'alun et le miel) contre le saignement de la gencive. Valentini.

20. Paralysie de la langue. Johnston. Rax., V. 4.

Elle est très-utile dans la paralysie et la difficulté de la déglutition qui en résulte. Herrmann.

Ettmüller la prône dans la paralysie des parties qui servent à la déglutition. Geoffroy.

Dans les aphthes de l'albine blanche des enfants (angine aphtheuse). Riedlinus.

Donne une bonne odeur à l'haleine. Avicenna.

25. Corrige la mauvaise haleine. Faber.

Apaise le vomissement et le hoquet. Rumph.

Très-efficace pour arrêter le hoquet. Casp. Hoffmann, Rumph.

Nausées et vomissements des femmes enceintes. Fr. Hoffmann.

Utile dans les vomituritions et les vomissements. Tabernœmontanus.

30. Soda et ardeur de l'estomac. Fr. Hoffmann.

Contre le mal de mer, le vomissement et les nausées (avec des oignons). Schuster.

Sentiment de relâchement après avoir mangé. Heyder.

Un sentiment de malaise, qu'il ressentait après avoir mangé, et que le mouvement fit cesser, disparut. Helbig.

Choléra épidémique. Berliner, Cholera-Zeitung und Sylvius.

(Il faut noter ici le *pulvis* et *morsulæ cretaceæ* de la pharma-
copée d'Édimbourg, qui contiennent de la noix muscade.)

35. Faim non naturelle (*spirit. florum*). *Curios. botan.*

Dans la boulimie (avec les baies de genièvre). Sylvius.

Utile pour provoquer l'appétit. Casp. Hoffmann.

Fortifie l'estomac froid et provoque de meilleures digestions.
Rumph.

Pression dans le scrobicule, comme par des vents incarcérés.
Heyder.

40. Plénitude dans l'estomac avec oppression de la respiration. Heyder.

Dissipe le ballonnement de l'estomac. Tabernœmontanus.

Apaise les flatulences de l'estomac, des intestins et de la matrice. Rumph.

Crampe et grande faiblesse de l'estomac. Bertele, Comp.

Fortifie le foie, la rate et l'estomac. Avicenna.

45. Excellente dans la cardialgie et les vomissements (l'huile).
Ettmüller.

Retarde les selles, fortifie l'estomac et le foie et guérit leurs
affections d'ancienne date. Sethi.

(De là les *emplast.*, *tabellæ*, *pulveres*, *balsami*, etc., *stomach.
variorum.*)

Fortifie l'estomac des vieillards. *Curios. botan.*

Enlève les obstructions du foie et de la rate. Rumph, Comp.

50. Diminuait notablement l'engorgement du foie chez
deux femmes. (Chez toutes deux survinrent des selles sanguinolentes). Helbig.

Efficace dans l'engorgement de la rate. *Curios. botan.*

L'huile éthérée de macis (au lieu de l'huile de térébenthine),
avec de l'éther sulfurique, est administrée avec succès contre
les calculs biliaires. Kraus., Comp.

Sensation de pesanteur dans l'hypocondre droit. Heyder.

Hypogastre tendu et sentiment de pesanteur dans la région
de l'épigastre. Heyder.

55. Elle est très-efficace dans les affections froides, les flatulences, le vomissement, la lienterie, la colique et autres flux
de ventre. Cartheuser.

Schenk la recommande d'une manière toute particulière dans la colique. Comp.

L'huile de muscade est très-utile dans les tranchées et les maux de ventre. Frankenau.

Sommeil agité, le bas-ventre étant ballonné. Heyder.

Colique venteuse. Ettmüller, Comp.

60. Le malade ne peut dormir la nuit, à cause de l'accumulation des vents dans le ventre. Heyder.

L'huile apaise d'une manière étonnante les coliques chez les enfants. Losecke.

Aucun médicament n'est plus efficace contre les coliques qui succèdent aux couches, par suite d'incarcération de flatuosités. Lange.

(Son utilité dans les hernies ombilicales serait-elle uniquement mécanique?)

Flux de ventre; administrée d'une manière inopportune, elle ne fait qu'aggraver la maladie. Casp. Hoffmann.

65. Employée avec beaucoup de succès dans la diarrhée et la dyssenterie (avec l'eau de chaux et la rhubarbe). Lange.

Contre les diarrhées, les dyssenteries, etc., chez les jeunes gens et les vieillards (les noix torrifiées). Valentini.

Diarrhées par faiblesse ou refroidissement (ol. express. à l'extérieur). Jahn.

Diarrhées par suite de faiblesse et d'un état colliquatif, surtout quand la fièvre typhoïde était compliquée de diarrhées putrides ou coliquatives (tr. macis). Jahn, II, 6.

(Diarrhée sanguinolente dans le typhus putride). Helbig.

70. Un malade émacié par la lienterie fut guéri, contre toute attente, par un jaune d'œuf aspergé de poudre de noix muscade et cuit dans une pelle. Forestus, l. XXII, obs. 528.

Diarrhée, comme du blanc d'œuf, manque complet d'appétit, chez un enfant. Helbig.

Affections vermineuses chez les enfants, avec somnolence et tranchées dans le ventre; dans plusieurs cas. Helbig.

Diarrhée avec inappétence et grande somnolence chez une fille de cinq mois. Helbig.

Les fleurs brisent le calcul. *Curios. botan.* et Frankenau.

75. Elle convient dans les difficultés d'uriner. Comp.

D'aucuns disent encore que la noix a le pouvoir de dissiper la néphrite, quand on a eu soin de la détremper dans l'huile d'amandes. Rumph.

Le macis corrige les humeurs viciées qui affligent les reins et les voies urinaires; ceci est manifeste, parce qu'il imprègne de son ardeur les urines. Ettmüller.

L'huile éthérée est utile dans les tranchées et coliques rénales. Geoffroy.

Les bateliers et le peuple, en Belgique, qui, après s'être adonnés à la boisson, souffrent de la strangurie, ont recours à la noix muscade comme à un autel sacré; ils la mêlent à l'esprit-de-vin et s'en servent comme d'un médicament infaillible. Dietz, p. 43.

80. Guérit l'ardeur en urinant et les tranchées de l'urètre. Frankenau.

Pousse l'urine et les calculs. Frankenau.

Très-efficace dans les pollutions. *Curios. botan.*

Défaut de désirs vénériens.

Excite l'appétit vénérien. Faber.

85. Les Javanais et les habitants de Malacca l'emploient (*myristica tomentosa*) contre les céphalalgies et d'autres maladies, mais surtout pour réconforter les forces de l'homme. Les Européens s'en servent plutôt par superstition, puisqu'ils en préparent des boissons amoureuses, au moyen desquelles ils espèrent pouvoir faire de grandes choses. Rumpf.

Pison dit qu'elle excite la force virile et rend l'homme puissant. Rajus.

Douleurs fausses, insuffisantes, et imminence d'avortement (baume). Jahn, Richter.

Dans les douleurs (d'enfantement) fausses, crampoïdes. Bertele.

Apaise les hémorrhagies et la remonte de la matrice. *Cur. botan.*

90. A Venise, quand une femme est en danger d'enfant, les commères lui donnent la noix. Zwinger.

Contre les nausées et les vomissements qui accompagnent la

première irruption des règles et contre les indispositions des femmes enceintes. Fr. Hoffmann.

Elle fortifie éminemment le ventre et contribue également à dissiper la stérilité. Ettmüller.

On se sert de la noix muscade pour fortifier le fœtus et prévenir l'avortement. Ettmüller.

Pour fortifier et prévenir l'avortement (mêlée avec fleurs de grenadier et à la cannelle). Lange.

95. Elle est d'une efficacité merveilleuse dans les affections froides de l'utérus. Faber.

Les grosses noix sont bonnes dans l'accouchement laborieux. *Cur. botan.*

Les femmes l'aiment beaucoup et en portent dans leur poche, pour prévenir les douleurs utérines. Casp. Hoffmann.

Flatulence des femmes en couche et douleurs causées par le refroidissement. Ettmüller.

La fumée des noix muscades jetées sur des charbons ardents, et dirigée vers les parties de la génération à l'aide d'un entonnoir renversé, enlevait les douleurs les plus insupportables chez une femme en couche qui s'était refroidie. River, p. 526.

100. La poudre de la noix muscade avec la rhubarbe torréfiée comme remède spécifique dans la dyssenterie et les menstrues trop abondantes. Ettmüller.

On recommande le macis comme un spécifique infaillible pour provoquer les règles. Hermann.

On l'emploie fréquemment contre la suppression des règles, dans la chute de l'utérus et du vagin, la stérilité et la torpeur vénérienne. Cartheuser.

(De là les baumes utérins et la *pulvis contra abortum*, dans Geoffroy.)

La noix tenue dans la bouche, ou l'odeur seule, dissipe les catarrhes. Bertin.

105. Dans les catarrhes et les affections froides des nerfs qui en proviennent. Casp. Hoffmann.

Dans les catarrhes, chez les paysans ; on jette la noix sur de la braise ; la fumée qui s'en élève est emprisonnée dans du linge avec lequel on enveloppe la tête. Dietz, p. 45.`

Elle adoucit le gosier et la trachée-artère et rend la voix plus claire. Melch. Sebirius.

Rend la voix plus claire. Costa, Fr. Hoffmann.

Raucité de la voix causée par le refroidissement; la poudre Duc, composée de sucre et de noix muscade prise dans du vin chaud. Valentini.

110. Enrouement survenu subitement en allant contre le vent. Heyder.

Toux des femmes enceintes. Fr. Hoffmann.

Mêlée avec du sucre, elle est un remède précieux contre la toux. Fr. Hoffmann, Lewis.

Toux sèche avec suspension de la respiration chez un garçon, qui s'était refroidi en restant dans l'eau. Heyder.

Toux sèche, qui se manifestait surtout en s'échauffant par le travail et la chaleur du lit. Chatouillement qui remonte de la poitrine vers le cou, et très-peu de mucus se détache par la toux. Helbig.

115. Adoucit le thorax et les poumons. Costa.

Apreté sur la poitrine et phthisie commençante. Casp. Hoffmann.

Convient dans l'asthme, la toux, le crachement de sang et la phthisie. *Curios. botan.*

Oppression de la poitrine qui sort du creux de l'estomac. Heyder.

Elle est spécifique dans la dyspnée. Hermann.

120. Respiration courte, surtout après avoir mangé. Heyder.

Tressaillement du cœur. Lonicer.

Palpitation du cœur et syncope. Cartheuser et Rajus.

Rajus conseille l'huile, en application à l'extérieur, sur les seins qui sont petits et flasques; en peu de temps, dit-il, ils se développent. Geoffroy.

La même chose se fait encore de notre temps à l'égard des seins de femmes enceintes. Helbig.

Très-efficace dans les douleurs des nerfs et des articulations occasionnées par le froid. Faber.

125. On se sert de l'huile, à l'extérieur, contre les rhumatismes. Loesecke.

Elle apaise toute douleur et élancement causés par le froid. Rumph.

L'huile exprimée est employée contre les douleurs des membres et des tendons produites par le froid. Hieron, Bock.

L'huile de macis s'emploie de préférence dans les affections de nerfs et les autres maladies froides, même dans la podagre, qui disparaît comme par enchantement, au dire de Cronembergius. Rajus. (Le balsamus scherzeri est préconisé par Voigtel contre les engorgements arthritiques invétérés.)

130. En frictions sur les engelures, qui reviennent tous les ans, avant le froid. Voigtel, Jahn, Burdach.

Quelques-uns portent la noix autour du cou pour se préserver des furoncles. Rumph.

La poudre de macis, à l'extérieur, dans les ulcères invétérés des jambes, avec chairs fongueuses ou fétides. Ettmüller.

La noix, prise à l'intérieur, guérit la plaie d'un militaire, ainsi que le rapporte Tachmius. Rajus.

Louée par les Septentrionaux dans le scorbut. Valentini.

135. (La noix torréfiée) est utile dans toutes sortes de flux. Valentini.

Donne de l'embonpoint et augmente le sperme. Costa.

Les noix confites conviennent surtout aux estomacs débiles et guérissent, quand on les prend avec prudence, les évacuations tant sanguinolentes que séreuses. Thunberg.

La noix, infusée dans du vin, s'emploie comme préservatif contre les saignées. Casp. Hoffmann.

On préconise sa vertu antispasmodique, dans l'éclampsie des enfants surtout. Curt., Sprengel.

140. Utile dans la lipothymie hystérique. Lange.

La noix muscade et le macis conviennent dans la syncope. Sennert, I, 259.

Les habitants de Banda emploient dans le deliquium et les convulsions des enfants les fruits du myristica tomentosa. Rumph.

(Potio rolfinici dans la catalepsie. Dietz.)

Deux parties de soufre et une partie de noix muscade constituent le remède le plus efficace contre les paroxysmes hystériques. River, II, 304.

145. Richter la mentionne dans la tabes dorsalis.

Scrofules et atrophie. Richter.

Baume dans le rachitisme. Geoffroy.

Poudre antihectico-scrofuleuse de Goclisius (contient en outre bacc-lauri et cornu cervi).

La noix muscade est nuisible à ceux qui souffrent de maladies soporeuses. Thunberg.

150. Conserver la noix muscade dans la bouche et la mâcher est aussi utile dans les affections soporeuses. River.

Dans la peste, la poudre de la noix ramollie, appliquée sur l'endroit de la pestilence, attire le poison. Crolli.

Fièvres de mauvais caractère. Frankenau.

Fièvres putrides. Reil, II, 87, 88.

Comme remède domestique, dans la fièvre intermittente, et en particulier contre la quarte. Dietz, pag. 40.

155. (Mêlée avec de l'alun) elle apaise les fièvres intermittentes. F. Hoffmann et Riedlinus.

Elle donne un bon résultat dans la fièvre intermittente. Lange.

Remède populaire dans la fièvre intermittente. Osiander.

Fièvre intermittente double tierce : somnolence, langue blanche, râle, parfois expectoration sanguinolente, peu de soif, même pendant la chaleur. La fièvre disparut tout de suite et il survint ensuite une tuméfaction podagrique aux articulations des gros orteils. Helbig.

La noix est contre-indiquée chez les individus qui sont sujets à la constipation, ou souffrent des hémorrhoïdes et dont le sang est épais et enflammé. Rumph.

160. La noix muscade sera utile dans les vomissements et la diarrhée quand il n'y a pas de saburres, et qu'il n'existe ni fièvre ni chaleur et qu'on n'a pas à craindre l'inflammation (!). *Pharmac. Lex.*, II, 134. Claude Diodatus (*Panthéon*

hygiast., etc., II, 36) chante également les vertus sus-mentionnées de la noix muscade.

B. *Expériences sur l'homme bien portant.*

MORAL. Indifférence; le premier jour. Al.

Humeur pleureuse, avec brûlement dans les yeux et larmoiement; le premier jour. Dl.

Humeur tantôt sérieuse, tantôt disposée à rire; le premier jour. Sw.

165. Humeur changeante : il veut faire quelque chose, mais l change de résolution dès qu'il veut le mettre à exécution; le premier jour. Sw.

Tout l'excite à rire (contre son habitude), ce qui devient surtout frappant dès qu'il vient du grand air. Il s'arrête au milieu de la rue, fait toutes sortes de gestes, perd toute conscience; quand il revient à lui, *tout ce qui l'entoure lui paraît ridicule et le fait rire.* Il a l'air stupide et enfantin, comme un imbécile. Cet état s'améliore un peu, dès qu'il rentre dans la chambre; le premier jour. Sw.

Il paraît excessivement vif et trouve à toutes choses un côté risible, avec afflux continuel de fantaisies amusantes (par des frictions sur l'hypogastre avec la teinture); de suite. Helbig.

Rend radoteur. *Curios. botan.*

Aliénation de l'esprit. Bertele.

170. Démence. Hecker.

Elle était prise d'un délire qui durait quelques heures. Casp. Hoffmann.

Au bout de peu d'heures, il est pris d'un fort vertige et de délire; il fait des gestes étranges et débite à haute voix des discours obcènes, et rien ne peut le rendre au sommeil ni au repos; après avoir bu du thé et une saignée il transpire abondamment, s'endort d'un sommeil profond d'où il se réveille en *bonne* santé. (Par trois noix du m. tomentosa administrées contre la diarrhée avec ténesmes.) Rumph.

Ils deviennent stupides et délirent (chez cinq soldats). Rumph.

Deux soldats s'endormirent sous un muscadier et avaient de tels vertiges le lendemain, qu'ils paraissaient ivres et presque en démence. Rumph.

175. * En écrivant, il oublie des lettres, emploie malgré lui divers alphabets et quitte son sujet pour en entamer un autre; après six heures. Helbig.

* En écrivant, il a à peine exprimé la moitié des idées conçues, que toutes disparaissent d'emblée; il ne reprend l'autre moitié qu'avec difficulté, souvent même il ne peut se la rappeler et est obligé de se reposer. Il recommence, mais n'écrit qu'un mot et doit encore se recueillir, le premier jour. Helbig.

Avant de pouvoir répondre à une question, il doit d'abord se recueillir un instant; souvent même et nonobstant tous ses efforts il ne parvient point à donner une réponse convenable. Lenteur de la marche des idées, conception difficile; après cinq heures. Helbig.

En lisant, il perd sensiblement ses idées, état qui paraît devenir du sommeil; après trois heures. Helbig.

Il ne peut saisir ce qu'il lit, il ne sait pas ce qu'il lit; le premier jour. Kadr.

180. Il n'exécute jamais ce qu'il se propose de faire, mais il reste tout étourdi sur place; les assistants le trouvent totalement changé.

Hébétude et perte des idées, et quand il s'excite avec efforts il est obligé de se recueillir d'abord. Sw.

Insensé, une sorte d'état d'ivresse et absence de l'esprit; le premier jour. Sw.

Il parle très-peu, des images embrouillées se présentent à son esprit.

Quand il veut dire quelque chose, il faut qu'il se recueille d'abord; le premier jour. Sw.

Il lui devient difficile de se ressouvenir des choses apprises depuis peu de temps; il est comme paralysé quand il s'agit de bien de ces objets; pendant plusieurs jours. Helbig.

185. Fait oublier. Geoffroy.

Il chancelle en marchant, et en méditant il est totalement absorbé par une seule idée, jusqu'à ce qu'il revienne tout à

*coup d'une absence complète d'idées; il doit se rappeler d'abord
dans quel endroit il se trouve;* après cinq heures. Helbig.

Les noix confites, prises trop fréquemment, troublent la mémoire. *Pharmacol. Lexicon*, II, 183.

TÊTE. Possède une action narcotique et stupéfiante. Crantz.

Il est comme ivre et chancelle; le premier jour. Linke.

190. Enivre et rend paresseux. *Curios. botan.*

Vertige et grande anxiété. Hartmann.

Elle est comme furieuse dans la tête et ivre (chez une femme
enceinte, par dix noix). Matth. Lobel.

Le soir, en allant au grand air, il chancelle à gauche, au
lieu de marcher droit devant lui; le premier jour. Helbig.

Vertige et apoplexie mortelle. Thunberg.

195. Possède une vertu assoupissante, provoque des vertiges, du délire et l'apoplexie. Thunberg, Spielmann.

Vertige tellement violent et pesanteur de la tête, qu'ils paraissaient privés de la mémoire (chez plusieurs personnes par
une tasse de vin contenant huit noix). Rumph.

Au bout d'une heure, elle tomba dans un assoupissement
qui augmenta par degré, et se termina par une stupeur et une
insensibilité parfaites; on la trouva dans sa chambre, peu de
temps après, tombée de sa chaise et étendue sur le plancher,
dans l'état dont je viens de parler; on la mit sur un lit, où
elle s'endormit; elle se réveillait cependant un peu de temps à
autre et délirait beaucoup; elle continua ainsi à dormir et à
délirer alternativement plusieurs heures : néanmoins ces deux
symptômes diminuèrent par degrés, et elle en fut entièrement
délivrée six heures après avoir pris la muscade, quoiqu'elle se
plaignît encore de mal de tête et d'un peu d'assoupissement;
elle dormit naturellement et tranquillement toute la nuit suivante, et le lendemain elle était dans son état de santé ordinaire (par deux gros de muscade en poudre, prise par mé-
garde). Cullen, t. II, p. 216, trad. franç.

Elle a des vertiges. Lek.

Elle est comme ivre, toute la journée la tête est lourde; douleur d'abord à gauche, entre le front et la tempe, qui se dirige
ensuite vers l'occiput; le premier jour. Al.

200. Embarras de la tête (par des noix confites). *Pharmacol. Lexicon.*

· *La tête s'embarrasse.* Hecker, Frankenau.

Paresse permanente dans les sens externes et dans le système moteur. Punkinje.

Hébétude et embarras dans le front; de suite. Helbig.

Vertige. Hecker, II, 46.

205. Provoque des vapeurs lourdes dans la tête. Rumph.

* Entreprend fortement la tête. Casp. Hoffmann.

L'esprit étant entrepris, sensation en quelque sorte douloureuse dans la moitié supérieure du crâne et du cerveau, comme si ces parties étaient comprimées d'en haut et de côté et affectées spasmodiquement ou contractées. En outre, penchant au sommeil; le premier jour. Helbig.

Pression dans la tête, entre le vertex et l'occiput; après un quart d'heure. Mb.

Pression dans la tête, à droite, en partie au-dessus de l'oreille, en partie à droite à l'angle de l'occiput, comme si on le comprimait en dedans, contre l'os, qui passe tout de suite; le premier jour. Ant.

210. Lourdeur et embarras pressif de la tête, avec la sensation, comme si la moitié gauche de celle-ci et de la face était légèrement tuméfiée, avec picotements, comme par un courant électrique; de suite. Hencke.

Une sorte de pression chaude dans les côtés de la tête, surtout dans les tempes, comme une pression de dedans en dehors. Helbig.

Une violente pression de dedans en dehors de la tête, vers le front; il semble que le front est refoulé en dehors et doublé en volume. Il a en outre la tête hébétée, comme après une débauche et comme s'il allait chanceler; le premier jour. Sw.

Mal de tête pressif, sur une petite place au-dessus de la bosse frontale gauche; après neuf heures. Hencke.

Mal de tête en se baissant; pression qui se dirige du vertex vers le front; après une heure. Mb.

215. * Au-dessus de l'œil gauche, dans le front, une dou-

leur pressive en dedans, sur une petite place, le matin; le deuxième jour. Helbig.

Douleur pressive dans le front, qui se dirige vers l'œil gauche, avec sentiment d'étourdissement; pendant deux heures; le premier jour. Helbig.

* La tête est comprimée d'avant en arrière, en s'éveillant de la sieste; le treizième jour. Helbig.

Douleur pressive dans le front, avec étourdissement. Les membres se contractent parfois et il bâille. Sssg.

Douleurs fortement pressives sur le vertex, par boutades; avant midi; le dixième jour. Helbig.

220. Elle est prise, de suite, d'une douleur dans le front. Mb.

Chaleur qui remonte vers le vertex, avec sensation de serrement et de pression de dehors en dedans, en haut sur la tête; de suite. Or.

Mal de tête, dans le front; le matin; le deuxième jour. Helbig.

Douleur pressive et lancinante dans la tempe gauche; de courte durée; de suite. Sw.

Douleur plutôt lancinante dans la tempe droite, qui revient fréquemment et plusieurs jours de suite.

225. Élancement de dedans en dehors dans les tempes, tractif et passager; de suite. Sw.

Douleur, surtout dans les tempes, en secouant la tête, sensation comme si le cerveau ballottait. Les tempes étaient en outre très-sensibles à l'attouchement et la tête était chaude; six heures après. Disle.

Toute la nuit, agitation, chaleur sèche, insomnie; lèvres et langue sèches, visqueuses, sans soif. Sensation de battements dans tous les vaisseaux. Douleur pressive pulsative, surtout sur la tête, sur des places circonscrites, principalement à l'arcade sourcilière gauche. C.

Maux de tête pulsatifs pressifs au-dessus de l'œil gauche; le matin. C.

YEUX. La sensation de sécheresse et d'âpreté dans les yeux l'empêche de les bien ouvrir et fermer; le premier jour. Sw.

230. Tension et sécheresse dans les paupières; le premier jour. Or.

11

Ardeur excessive dans les yeux, qui larmoient beaucoup; après deux heures. Dk.

Sécheresse dans les yeux; le premier jour. Sw.

Sensation de sécheresse dans les yeux : lire à la lumière devient pénible, les yeux se ferment comme par le sommeil; la tête et le front sont entrepris; le soir; le premier jour. Helbig.

* La région sous-orbitaire de l'œil droit lui paraît tuméfiée; le premier jour. Helbig.

235. Sensation de plénitude dans les yeux, les pupilles paraissent resserrées; le deuxième jour. Helbig.

Tension autour de l'œil droit, surtout dans la paupière inférieure comme si elle ne pouvait pas s'ouvrir, et pression dans l'œil. Elle doit contracter l'œil, qu'elle croit pouvoir ouvrir alors; après dix-huit heures. Or.

Pression dans les paupières, comme quand on a sommeil. Lek.

OREILLES. Quelques pressions aiguës dans l'oreille gauche que les mouvements de la mâchoire inférieure semblent aggraver et déterminer en partie. Helbig.

Douleurs dans l'oreille comme si on y promenait un instrument un peu mousse; après deux et trois jours. Helbig.

240. Une douleur intermédiaire entre l'étreinte et l'élancement en dedans dans l'oreille droite; le matin; le deuxième jour. Helbig.

Plusieurs élancements successifs dans l'oreille droite; le dixième jour; dans la matinée. Helbig.

Quelques élancements dans les oreilles; le premier jour. Helbig.

Légère étreinte dans l'oreille. Lek.

Avant la bourrasque (pluie et vent), vers le soir, en allant en voiture, sensation douloureuse qui paraît se diriger de l'oreille interne vers la paroi postérieure du pharynx (trompe d'Eustache); presque comme si on avait arraché avec force un corps irrégulier qui était arrêté. La sensation commençait d'abord à la paroi postérieure du gosier, puis dans l'oreille et se portait ensuite dans la cavité buccale; le onzième jour. Helbig.

VISAGE. 245. Un léger élancement chaud au côté gauche du menton ; après sept heures. Helbig.

Cercles bleus autour des yeux ; le premier jour. Al.

Chaleur dans les joues et rougeur légère; de suite. Lek.

Une violente douleur dans l'os de la pommette droite; quatrième nuit.

* Une douleur pressive dans la joue droite, vers l'oreille et l'articulation temporo-maxillaire ; le matin; le deuxième jour.

250. Endolorissement de la peau sous le menton, comme si des boutons allaient survenir ; le troisième jour ; toute la journée. Helbig.

(Boutons avec une auréole rouge et large au menton.) Hencke.

Une douleur tiraillante, au bord de la mâchoire inférieure droite, dans les chairs; le cinquième jour. Sw.

Sensation comme une contraction crampoïde et constriction partant des articulations de la mâchoire inférieure en avant ; le deuxième jour. Helbig.

DENTS. Tiraillement tractif dans les molaires supérieures gauches, en parlant longtemps et beaucoup, et en aspirant l'air froid; de courte durée. Hencke.

255. Remuement dans les dents, comme si elles allaient devenir douloureuses; chez un homme qui n'avait jamais souffert de maux de dents. Sw.

En mangeant (du pain sec), endolorissement dans les dents. Sw.

Endolorissement (qui persiste pendant presque toute la durée d'action du mouvement) dans les dents de devant et les molaires antérieures, qui se manifeste aussitôt que l'air pénètre dans la bouche (d'autant plus qu'il est froid et humide). Une boisson tiède occasionnait aussi une semblable douleur, simple au début, ce qui n'avait plus lieu au bout de quelques jours. Helbig.

Malaise et endolorissement dans les molaires supérieures et inférieures gauches; le soir; le quatrième jour. Helbig.

Le matin, en regardant par la croisée, douleur dans les molaires inférieures gauches, qui se dirige de là dans une molaire droite, où il ressent de la pression de dedans en dehors; la douleur revient en se levant et par le refroidissement; le soir; le deuxième jour.

260. * Un picotement léger dans les dents de devant; le soir; le deuxième jour. Helbig.

Douleur comme si on saisissait une dent branlante pour l'arracher, avec la sensation comme si une commotion du corps en était cause, qui la provoque aussi quelquefois (monter les escaliers, etc.); plusieurs jours. Helbig.

(La tendance des gencives à saigner, augmente; le deuxième jour.) Kade.

Après avoir bu de l'eau froide, secousses (sans douleur) dans une molaire, après quoi rougeur de la joue; le troisième jour. Mb.

Les dents sont émoussées; il lui semble qu'elles sont enduites de tartre; le deuxième jour. Hencke.

265. (Les dents sont comme émoussées et molles.) Sssgth.

BOUCHE. Sécheresse des lèvres, du palais et du voile, avec sensation d'ardeur, comme dans le coryza; après une heure. Hencke.

Grande sensation de sécheresse dans la gorge, la bouche et sur la langue, quoique la bouche ne soit pas sèche, sans soif.

La langue lui paraît sèche; en y touchant avec le doigt, elle a toute l'apparence d'une partie engourdie et comme couverte de cuir; la nuit; le premier jour. Sw.

Très-forte sécheresse dans la bouche; la salive était comme du coton; le premier jour. Sw.

270. Sensation de sécheresse dans la bouche, quoiqu'elle lui semble muqueuse; améliorée la nuit. En même temps, soif, le palais est comme enduit de farine et le nez sec; la deuxième nuit. Mb.

La sensation de sécheresse dans la bouche, aux lèvres et dans la gorge, revient; le deuxième jour. Sw.

Sécheresse dans la bouche, la gorge et sur la langue, avec plénitude dans l'estomac et manque d'appétit: après une heure.

* La sensation de sécheresse dans la bouche le pousse à

porter sans cesse la langue au palais. En outre, goût particulier dans la bouche, à peu près comme un arrière-goût de
choses fortement salées ; après sept heures, pendant toute la
journée. Helbig.

Sécheresse telle dans la bouche, que la langue s'attache au
palais, sans soif. Le soir ; le premier et le deuxième jour.

275. Sans soif réelle et sans que la langue soit sèche, sensation de sécheresse telle dans la bouche et sur la langue, qu'il
lui semble que celle-ci reste collée au palais. Elle est comme si
elle avait mangé du hareng ; le soir ; le premier jour.

La salive et les mucosités de la bouche lui paraissent si
épaisses, que la bouche en est entièrement sèche. Cette sensation de sécheresse ne lui donne qu'une envie de boire, mais
pas une soif proprement dite. Il éprouve en outre, sur la base
de la langue, une sensation comme s'il avait mangé beaucoup
de sel ; le premier jour. Helbig.

La langue étant couverte d'un mucus blanc et la bouche
muqueuse, sensation de sécheresse dans la gorge et beaucoup
de soif ; le premier jour.

(Sensation de sécheresse dans la bouche, sur la langue et
dans le nez, sans soif.) Sssgth.

(La langue étant nette, sensation de sécheresse sur celle-ci
et dans le nez.) Sssgth.

280. La langue et le palais sont tout secs la nuit, et le nez
est comme bouché par du mucus épais ; il n'y a pas de soif, et
la langue se présente au doigt comme un morceau de cuir ;
le premier jour. Helbig.

Sensation de sécheresse dans le gosier et les narines postérieures, avec besoin d'avaler à vide, mais sans soif ; après
vingt-quatre heures. Mb.

Sécheresse en arrière dans la gorge, avec grattement et sans
soif. Hencke.

Sécheresse tellement intense dans la gorge, qu'une bouchée
de pomme ne peut pas descendre ; le premier jour. Sw.

Aspérités plus grandes que des grains de millet à l'endroit
où le filet de la langue se perd, en devant, dans la muqueuse
buccale, surtout à gauche, sous la langue ; elles sont d'un

rouge clair, brillantes, causent une douleur de plaie et se forment en groupe (follicules muqueux); le quatrième jour. Sw.

285. Aux deux côtés de la langue, où s'ouvrent les canaux salivaires, une sensation pressive désagréable, presque une douleur.

Sécheresse dans la gorge. Hencke.

Sensation grattante, âpre, de sécheresse dans la gorge; de suite.

Sensation de fort grattement dans la gorge, surtout en avalant. Hencke.

Picotement dans la gorge, qui oblige à renâcler, ce qui ne soulage pas; après un quart d'heure. Mb.

290. Le voile du palais et la gorge sont légèrement rouges. Les vaisseaux sanguins sont comme injectés et la muqueuse est blanche dans les interstices. En outre, sensation comme si elle était à vif; le cinquième jour. Sw.

* Dans la région du bord du voile du palais et de l'amygdale gauche, une douleur pressive, ou comme s'il avait avalé un corps dur. On y observait peu de rougeur; le troisième jour. Helbig.

APPÉTIT. Sur la langue, le matin, goût comme après une débauche. Al.

(Goût acide dans la bouche); le douzième jour. Lck.

Goût de craie, le matin à jeun; le deuxième jour. Hencke.

295. Goût de craie. Hencke.

Goût de craie, pâteux. Hencke.

Langue pâteuse, comme s'il avait mangé de la craie. Hencke.

Rapports grattants, peu de temps après avoir mangé; le deuxième, le troisième et le quatrième jour. Hencke.

Rapports comme de résine; après cinq minutes. Lck.

300. Manque absolu de soif chez un individu qui buvait beaucoup auparavant; le premier jour. Sw.

Il boit beaucoup; le premier jour. Dl.

Pendant une heure, beaucoup de soif, qui disparaît ensuite (par des frictions avec la teinture sur le ventre); de suite Helbig.

Appétit augmenté, qui revient de suite après avoir mangé; le premier jour. Helbig.

Appétit augmenté; le premier, le deuxième et le troisième jour. Sw.

305. Faim augmentée : il mange beaucoup, et le ventre est très-ballonné. Os.

Faim assez forte; par des frictions avec la teinture. Helbig.

L'appétit est augmenté, le premier jour, mais diminué le lendemain. Ab.

A midi, très-forte faim; il mange avec avidité, et, quoiqu'il sentît de la pression dans l'estomac, il voulait toujours continuer à manger; le premier jour. Sw.

Appétit très-augmenté; de suite. Schm.

310. * Il avait peu d'appétit et était de suite rassasié. Helbig.

Les noix confites, prises trop souvent, affaiblissent l'appétit. *Pharmac. Lexie.*

Aversion pour le tabac, toute la journée; le premier jour. Sw.

Quelquefois, dans la matinée, léger malaise, alternant avec un fort appétit; le premier jour. Helbig.

ESTOMAC. Elle pèse souvent sur l'estomac et affaiblit la digestion. Ettmüller.

315. Brûlure et pression à l'estomac qui remonte; de suite. Sw.

Chaleur dans l'estomac; de suite. Cullen, p. 216.

Sentiment de chaleur dans l'estomac; après une demi-heure. Helbig.

Les noix sucrées surchargent l'estomac, rendent la digestion difficile, ôtent l'appétit et prédisposent la muqueuse gastrique à l'inflammation (?). Geoffroy.

Les affections, de la tête en particulier, se manifestent de préférence après le déjeuner (consistant en pain blanc et en lait), mais aussi après des repas pris à d'autres heures. Helbig.

VENTRE. 320. Pression et dérangements dans le bas-ventre, comme à l'entrée du flux hémorroïdal; le premier jour. Sw.

Accès de tranchées dans l'épigastre et ballonnement du ventre ; le premier jour. Helbig.

A droite, dans l'épigastre, constriction comme si quelque chose faisait effort pour sortir, en marchant ; après une heure. Mb.

Sensation d'affadissement dans l'épigastre qui est plein, ballonné, avec douleur au sacrum. Hencke.

Vers le soir, ballonnement du bas-ventre avec malaise, tortillement autour du nombril, qui se dirige aussitôt vers le cœur et redescend de nouveau. Des ascarides sortent en même temps avec les selles. Grimmer.

325. Malaise dans l'hypogastre, comme s'il avait trop mangé, et le ventre surchargé ; le premier jour. Sw.

Sensation comme s'il allait être pris de mal de ventre ; après une heure. Ant.

Pincement autour de l'estomac, avec la sensation comme s'il allait se changer en de véritables coliques ; le deuxième et le troisième jour. Al.

A droite du nombril, douleur comme un point de côté, qui le fait tressaillir ; le premier jour. Dl.

Tranchées dans le mésogastre avec développement de vents et diarrhée ; en même temps, douleur dans les tempes ; le soir ; le premier jour.

330. A droite, non loin du nombril, une douleur de nature constrictive, limitée en une petite partie, une sorte de pincement ; après deux heures. Sssgth.

Des deux côtés du bas-ventre, une pression se dirigeant en haut vers le creux de l'estomac, dont il avait souffert autrefois, quand le flux hémorroïdaire allait s'établir ; la nuit ; le premier jour. Sw.

Mouvement dans le bas-ventre, comme si des tranchées allaient survenir ; le premier jour. Ab.

Pincement à l'ombilic, le soir, dans le lit, après le froid fébrile ; le huitième jour. Helbig.

Tranchées qui, partant du nombril, s'étendent en deux rayons vers les côtés, en bas, en arrière et vers les côtés ; la nuit ; le premier jour. Helbig.

535. Mal de ventre dans la région ombilicale, que la pression diminue; pendant un quart d'heure. Mb.

Pincement dans la région ombilicale, la nuit, dans le lit; le premier jour. Helbig.

Tranchées dans le ventre, qui commencent à gauche dans le bas-ventre, et s'étendent à droite et en bas; le deuxième jour. Ab.

Mal de ventre : une sorte de pincement dans l'hypogastre, plusieurs jours de suite, le matin, après le déjeuner (cacao), que le repos fait cesser. Hencke.

Sortie de vents fétides; le premier jour. Or.

340. Grouillements et borborygmes dans le bas-ventre, comme si du vent y circulait; après une demi-heure. Hencke.

Borborygmes dans le bas-ventre; de suite.

Ballonnement du bas-ventre, comme par des vents; après cinq heures. Hencke.

Incommodités causées par les vents, le soir; pincements dans le ventre avec émission de beaucoup de flatuosités qui procure quelque soulagement. Hencke.

Des vents font effort pour sortir, dans l'aine gauche; après trois heures. Hencke.

345. Traction légère, à droite, au-dessous du foie; de suite. Ld.

Pression dans le foie, comme si quelque chose d'aigu appuyait dessus, comme si des calculs faisaient effort pour sortir. Il y ressent en même temps comme des égratignures. Il s'y joint en outre des selles diarrhéiques, qu'une sensation de bien-être à l'estomac précède; il se lève çà et là quelque chose, comme si la selle descendait du foie (chez une femme qui souffrait d'un engorgement du foie); le deuxième jour.

Elle sent çà et là dans le bas-ventre une traction. Ld.

SELLES. Envie d'aller à la selle et sensation comme si l'anus était gonflé; il ne peut rien évacuer; le premier jour. Helbig.

* Le soir, sensation dans le rectum comme si la diarrhée allait survenir; il ne sort qu'un peu de matière. L'évacuation alvine n'avait lieu cependant que le lendemain, avec pression

légère et une sorte d'épreinte dans le rectum; il ne sort que très-peu d'excréments, comme diarrhéiques; le premier jour. Helbig.

350. (Tranchées et pression dans le bas-ventre, surtout au-dessus de la vessie, comme si la diarrhée allait survenir; le soir; le deuxième jour. Puis, le lendemain, une selle qui arrive plus difficilement qu'à l'ordinaire.) Sssgth.

Contre son habitude, plusieurs évacuations en bouillie et faciles, en un jour; le premier jour. Schulz.

Quoiqu'il existe toujours un léger mal de ventre avec tendance à des flatuosités et à la diarrhée, et que les sensations se manifestent comme s'il devait y avoir des évacuations diarrhéiques, il est cependant obligé de faire beaucoup d'efforts pour pousser la selle de consistance naturelle. Elle était d'un jaune clair et mélangée avec des portions de fruits non digérés; après vingt et une heures. Helbig.

La selle est plus paresseuse qu'auparavant; le premier jour. Sw.

Selle lente, sortant difficilement, quoique molle; plusieurs jours de suite. Hencke.

355. Quoique les excréments ne soient pas solides, l'évacuation s'opère néanmoins lentement et il lui semble qu'une portion reste, puisqu'il n'y avait aucun besoin de l'expulser; après vingt-quatre heures. Helbig.

Elle ne sent point de véritable besoin d'aller à la selle, quoique l'heure est là; l'évacuation est solide et sort difficilement. Ab.

Selle, le premier jour, presque nulle; le second, solide et sortant difficilement; le troisième, au lieu d'un vent, il sort des matières aqueuses. Ab.

Selle lente : les matières sont molles, sortent difficilement et avec beaucoup d'efforts, avec la sensation comme s'il restait encore une portion ; après cinq heures. Hencke.

Selle difficile, mais molle, avec sensation de plénitude et distension du bas-ventre; pendant plusieurs jours.

360. Selle lente le premier jour, mais diarrhéique le lendemain matin, après avoir pris du lait. Lch.

L'évacuation est si solide, qu'elle traverse le rectum avec la plus grande peine ; il ressent en outre dans celui-ci des picotements comme des coups d'aiguille ; il s'y joint encore, même pendant la défécation, mais surtout pendant plusieurs minutes après, une contraction douloureuse dans le rectum et l'anus ; après vingt-quatre heures. Os.

Une femme enceinte prit, tous les jours, au moins six noix, qui lui donnèrent un flux de ventre pénible, qui persista encore après l'accouchement, qu'elles avaient accéléré. Riedlinus.

Deux selles liquides en un jour, chez un enfant de six ans ; le deuxième jour. Mb.

Selle plus molle que d'ordinaire ; le matin. Or.

365. Selle diarrhéique muqueuse, comme quand il y a des vers ; le deuxième jour. Db.

Selles sanguinolentes chez deux femmes qui avaient un engorgement du foie, et un garçon souffrant d'une adénite glandulaire au cou. Helbig.

Avec pression vers le bassin, quelques évacuations liquides ; en outre, sensation dans le rectum comme s'il y avait un liquide âcre et mordicant ; après la selle il restait une sensation comme si une plus grande quantité de matière devait encore sortir ; le deuxième jour. Kade.

URINES. Avec besoin fréquent d'uriner, émission d'une petite quantité d'urine ; la première nuit. Mb.

Occasionne sans cesse une strangurie douloureuse (une boisson de pain brûlé et de muscades). Paulinus.

370. La sécrétion urinaire paraît diminuée, l'urine est très-saturée et claire ; après vingt-quatre heures. Helbig.

Urine peu copieuse et très-saturée ; après vingt heures.

Les fleurs communiquent leur odeur à l'urine. Ettmüller.

Communique à l'urine l'odeur de la violette. Riedlinus.

ORGANES GÉNITAUX. Dissipe le penchant au coït, qui est accompagné de peu de volupté.

375. Quoiqu'il existe quelque excitation au coït, les érections sont cependant sans force et sans durée.

Avec une grande flaccidité dans les parties génitales, penchant au coït ; le premier jour. Sw.

Défaut d'érections, même au milieu d'idées voluptueuses; après plusieurs jours.

Une douleur crampoïde dans le pénis, se dirigeant de haut en bas; le premier jour. Helbig.

(Pression et tiraillement dans le cordon testiculaire, de haut en bas vers le côté, dont le testicule avait souffert de meurtrissure, quelques années avant). Sh.

380. Les règles retardent de deux à trois jours. Avant, douleur dans le sacrum, comme si un morceau de bois placé en travers faisait effort pour sortir et céphalalgie (pression sourde dans le vertex), lassitude, pression dans l'estomac et douleur dans le foie. Le sang était plus foncé et épais, et desséché, plus poisseux qu'autrefois. A l'époque de la menstruation proprement dite, il n'y avait qu'un écoulement de mucus. Or.

Les règles avançaient de quatre à cinq jours et étaient accompagnées de pression dans l'hypogastre, vers le nombril, de haut en bas, et de tiraillement dans les membres; à l'époque suivante, elles étaient prématurées et irrégulières. Ld.

ORGANES RESPIRATOIRES. NEZ. Tranchées et picotement dans les nez, qui obligent à le frotter violemment; après une heure. Lek. et Ant.

Le matin, éternuments fréquents et forts; le troisième jour. Sw.

L'odeur et la saveur de la muscade le font éternuer.

385. Une sorte de coryza dans le nez; il doit éternuer; le premier jour. Sw.

(En aspirant par le nez la poudre de noix muscade contre un polype) de suite sécheresse dans le nez. Os.

La narine gauche est comme obstruée; elle n'est ni sèche ni bouchée, mais il lui semble que l'air ne peut la traverser; le deuxième jour. Sw.

Obstruction de la moitié gauche du nez; pendant trois jours; après neuf heures. Hencke.

Obstruction du nez, le plus souvent de la narine gauche, avec chatouillement comme dans le coryza, et trois éternuments. L'obstruction était telle, qu'il devait tenir la bouche ouverte pour pouvoir respirer; elle se dissipait de suite, en se remuant dans le lit, en se mettant sur son séant, et en se levant; après une heure. Hencke.

LARYNX. 590. Voix sourde, enrouée, le troisième jour. Sw.

* Le timbre de la voix est changé, comme le cri de la brebis. La sensation morbide qui siége dans le larynx paraît consister, comme celle de la bouche, en un sentiment de sécheresse sans sécheresse réelle; le deuxième jour. Helbig.

Une toux sèche devenait grasse, et il expectorait beaucoup; le deuxième jour. Sw.

(Sensation dans le larynx comme s'il était à vif avec besoin de tousser; le deuxième jour.) Sssgth.

395. Chatouillement et démangeaison à droite, en haut dans la poitrine; le matin, qui excite à tousser.

Toux avec légère expectoration de sang, mélangé avec du mucus quelquefois pur. En même temps, élancements dans la poitrine; le deuxième jour. Ww.

POITRINE. En toussant, douleur sur la poitrine, comme si les chairs étaient à vif; le troisième jour. Sw.

Pression de dehors en dedans dans le côté droit inférieur de la poitrine, qui remonte ensuite vers la gorge et la bouche; en même temps afflux d'eau amère dans la bouche et toux sèche; après une demi-heure. Mb.

Une sensation de plénitude en haut et en devant dans la poitrine, qui empêche d'inspirer profondément; mais en respirant profondément, douleurs pressives, par saccades, sous le sternum; le deuxième jour. Helbig.

400. (Oppression sur la poitrine, comme si la trachée-artère était enduite de graisse ou comme si un morceau de lard troué se trouvait dans la gorge, qui empêche de laisser passer une quantité suffisante d'air. Il craint de suffoquer. Cet état commençait le soir, en allant au grand air frais, persistait huit minutes environ et n'était pas accompagné d'anxiété; le premier jour. Sssgth.

Sensation d'un poids sur la poitrine qui rend la respiration difficile; le quatrième jour; le soir.

Douleur constrictive, comme par un lien, dans les muscles

de poitrine, avec resserrement de la cage thoracique, qui force à faire de profondes inspirations ; pendant le mouvement, ce qui l'oblige à se reposer. **Hencke.**

* Dans toute la partie antérieure de la poitrine, mais principalement sous le sternum, une sensation de pression et de poids, qui persiste toute la journée, devient surtout intense le soir en s'endormant et en se réveillant de la sieste, et oblige quelquefois à faire de violentes inspirations profondes et à opérer une dilatation forcée de la cage thoracique. Quoique la respiration soit pénible et qu'il éprouve un sentiment de gêne dans la poitrine, il n'existe cependant pas d'anxiété. **Helbig.**

Au bout de dix heures, dans la région des attaches du diaphragme, à partir du creux de l'estomac jusque dans le dos et les omoplates, une douleur crampoïde, pressive, comme une pression de dedans en dehors et même aussi de dehors en dedans (comme par un fardeau); en outre respiration pénible et besoin de faire des inspirations profondes et diductives de la poitrine ; toux sèche qui s'apaise un peu le matin et sort du dos. Cet accident persistait pendant plusieurs jours et était accompagné de somnolence et de sécheresse dans le nez. Au troisième jour, des douleurs venaient encore le compliquer, dans le milieu du dos, entre les omoplates (dans les poumons d'après son indication). **Ktzl.**

405. En inspirant, une douleur subite tout autour de la poitrine, dans la région du diaphragme ; avant midi ; le troisième jour.

Oppression de la poitrine, qui vient du creux de l'estomac.

Oppression de la poitrine et respiration difficile. **Thunberg.**

Oppression de la poitrine. **Hencker, II, 46.**

Légère oppression dans le creux de l'estomac; le premier jour. **Ldin.**

410. Manque d'haleine après le repas.

Douleur en devant sur la poitrine, comme un fardeau, et oppression qui rend la respiration un peu difficile ; le soir; le deuxième jour.

Oppression sur la poitrine et afflux vers le cœur; le premier jour. **Sw.**

Le lendemain, tous ils étaient affectés d'une oppression telle de la poitrine, avec resserrement du cou, comme si on les étranglait ; la bouche était sèche; les lèvres étaient gonflées et collantes, comme enduites de colle : ils respiraient avec beaucoup de peine ; le ventre était dur et constipé ; la tête lourde, vertigineuse, la mémoire abolie. (Chez plusieurs personnes, par une soupe au vin froid avec huit noix.) Rumph.

Un élancement saccadé en devant sur la poitrine, remontant dans une direction oblique et coupant la respiration; après six heures. Helbig.

415. Le soir, un endolorissement de la partie antérieure de la poitrine, qui rend la respiration difficile. Il s'y joint quelquefois une douleur pressive dans le côté droit (mais plus en devant.) Helbig.

Douleur contusive, comme à la suite d'un coup dans la partie antérieure de la poitrine, surtout en inspirant et dès que les pincements flatueux se manifestent ; le premier jour ; le soir.

En remuant le bras, une douleur, comme à la suite d'un coup, dans la région du muscle pectoral, que l'attouchement et la pression aggravent; le troisième jour. Helbig.

Le matin, au réveil, quelques élancements subits, crampoïdes, au cœur, avec léger mal de ventre; après vingt heures.

Battements de cœur passagers; le premier jour. Ldin.

420. Il est pris de battements de cœur dès qu'il use de la muscade. Paulinus, p. 74.

DOS. Douleur dans le sacrum et lassitude dans les jambes, comme s'il avait reçu un coup sur le sacrum et les mollets.

Dans les muscles, au côté gauche des vertèbres lombaires, une douleur comme s'il y avait reçu de violents coups de poing; le quatrième jour. Sw.

* Douleur, comme un coup de poing, le long de la colonne lombaire; le premier jour. Helbig.

Douleur de brisement dans le sacrum, le plus souvent pendant le repos; après deux et sept heures; et le soir. Hencke.

425. Le contact du vent humide provoque des douleurs tiraillantes dans les muscles de la nuque. Helbig.

Douleurs dans le dos, en allant en voiture.

BRAS. Au côté du bras, de l'aisselle et de l'articulation du coude, une douleur lancinante (assez nette, mais peu aiguë), qui se répétait pendant plusieurs semaines, par accès de courte durée, et paraissait siéger dans les vaisseaux. Helbig.

Sensation de fomentation dans les muscles du bras. Sssgth.

Tiraillement saccadé dans les bras, quelquefois avec térébration, de dedans en dehors, dans le coude; le premier jour. Ldin.

430. Douleur déchirante au coude gauche, dans les muscles extenseurs, qui rend les mouvements difficiles; le treizième jour. Helbig.

* Douleur d'entorse dans quelques articulations du petit doigt de la main gauche, en le fermant; le matin; le deuxième jour. Helbig.

Ardeur dans les mains, qui sont chaudes au toucher; après six heures; pendant une demi-journée. Dl.

Les mains sont froides et comme gelées, et, quand il entre dans la chambre, sensation comme d'une sorte de bourdonnement sous les ongles; il doit jeter les mains de côté et d'autre, comme s'il les avait réellement gelées; le premier jour. Sw.

JAMBES. Les muscles postérieurs de la cuisse droite causent une douleur comme s'il était tombé dessus ou comme après avoir monté à cheval, en marchant et en y touchant, le matin; le deuxième jour. Helbig.

435. Tiraillement douloureux dans les cuisses, çà et là. Ld.

Douleurs tiraillantes sourdes dans le périoste du tibia droit; après deux heures. Hencke.

Lassitude douloureuse dans les jambes, comme s'il avait fait un long voyage. Douleur dans le dos des pieds, comme si un corps dur était tombé dessus; plus on remonte au-dessus de l'articulation tibio-astragalienne, plus aussi elle diminue, et, quoiqu'elle s'aggrave en appuyant sur les pieds, il est cependant obligé de déplacer sans cesse les jambes à cause de la grande agitation qu'il y ressent; le premier jour. Sw.

Douleur de courte durée en haut et en dedans, à la cuisse,

comme s'il était tombé dessus, que l'attouchement aggrave; de suite. Sw.

* Douleur d'entorse ou de dislocation dans le genou, pendant le mouvement et surtout en montant l'escalier; le deuxième jour. Helbig.

440. Sensation dans le genou droit, en devant, comme si on le saisissait en cet endroit; une sorte de serrement, comme par un lien. Helbig.

Douleur pressive sur la face antérieure de la jambe gauche, en restant debout, le matin; le deuxième jour. Helbig.

Tiraillement dans les mollets, surtout en étant debout, qui diminue dans la position couchée. En se levant, tressaillement et faiblesse dans les mains et les jambes; le cinquième jour.

(Aussitôt, étant couché, il fait un mouvement brusque avec la jambe droite, spasme violent dans le mollet; appuyer sur le pied ne procure qu'un léger soulagement); le quatrième jour.

(Battement dans le mollet gauche, comme si un vaisseau s'était rompu, pendant à peu près vingt minutes; après une heure.) Sssgth.

445. * A midi, en étant couché, au bord interne du pied droit, une sensation de chaleur et pulsations; le troisième jour. Helbig.

Titillations dans tous les orteils, comme s'ils étaient gelés, et notamment là où la dernière phalange s'articule avec le pied. Elle s'étendait sur la plante, jusqu'aux talons, qui cause encore une douleur comme s'il était tombé dessus. Cette titillation se fait sentir dans toutes les positions et se manifeste en marchant; le deuxième et le cinquième jour. Sw.

Douleurs pressives fouillantes dans le milieu de la plante du pied, de suite; le matin. Hencke.

SYMPTOMES GÉNÉRAUX. (Douleurs tiraillantes dans les parties musculeuses des membres, plus dans le repos, comme après un refroidissement); pendant plusieurs jours. Sssgth.

Le sacrum et les jambes sont comme brisés et très-las; le septième jour. Helbig.

450. Quand il ne se couche que pour peu de temps, sur

II.   12

un corps médiocrement dur, il se manifeste de suite des douleurs dans les parties sur lesquelles il est couché; le douzième
jour. Helbig.

Douleurs pressives fouillantes errantes, se bornant toujours
dans des parties circonscrites, comme sur les os, au front, aux
sourcils, aux bras, aux tibias, etc. (elles ressemblent à une
douleur ondoyante qui augmente et diminue); de suite.
Hencke.

Douleurs légèrement pressives çà et là en diverses parties,
mais qui n'affectent que de petites places circonscrites. Hencke.

*Douleurs pressives fouillantes, qui passent d'un endroit à
l'autre et qui n'occupent jamais qu'un petit espace, ne durent
que peu d'instants, mais reparaissent bientôt;* après dix
heures, pendant plusieurs jours. Hencke.

Agitation générale dans le système musculaire avec tendance à avoir des vertiges. Purkinje.

455. (Inquiétude dans tout le corps avec disposition à tressaillir.) Sssgth.

État comme s'il s'était refroidi pendant une forte transpiration; la nuque et les os, tout, en un mot, fait mal et se porte
vers le front sous forme de pression; le premier jour. Sw.

(Flaccidité des membres, surtout des bras, et pressions çà
et là.) Sssgth.

Après avoir fait un ouvrage très-léger, lassitude qui l'oblige
à se coucher. Grimmir.

(Lassitude.) Sssgth.

460. *Très-grande lassitude : les genoux surtout sont violemment pris comme après une longue course, avec envie de dormir;* la conversation même l'importune.

La première journée, elle était très-affectée, respire difficilement; il lui semble qu'elle va faiblir. Kornerin.

A hautes doses, elle provoque des convulsions. Bistele.

Les yeux qui lui semblent secs sont comme collés, au point
qu'elle peut à peine les ouvrir; la somnolence rejette en outre
la tête vers le côté gauche; le premier jour. Kr.

PEAU. Taches bleues de la peau. Sw.

465. Une vieille femme est prise, après l'usage de toutes

épices et en particulier de la muscade, d'une sueur sanguinolente. Decker.

Quoique la peau soit disposée à la transpiration, avant
l'usage de la muscade, elle reste maintenant toujours sèche.
Sw.

SOMMEIL. Somnolence et cependant grand penchant à
rire; le premier jour. Sw.

L'huile de la noix muscade, frottée sur les tempes, fait
dormir. *Curios. botan.*

Les noix confites, prises trop fréquemment, provoquent le
sommeil. *Pharmac. Lexicon.*

470. Sommeil invincible, que des rêves vifs troublent souvent; de suite. Hencke.

Le sommeil de la nuit est troublé par des rêves voluptueux;
le premier jour. Hencke.

Ils restaient plus d'un jour, immobiles et stupides, comme
dans la léthargie. Bontius.

Hébétude, comme une sorte d'ivresse et de somnolence. Or.

Besoin presque irrésistible de dormir. Linke.

475. Somnolence extraordinaire; les yeux se ferment; le
premier jour. Ab.

Quelque chose lui monte à la tête, comme dans l'ivresse,
toute la tête lui fait mal, et elle a une envie de dormir telle,
qu'elle ne pouvait s'asseoir sans s'endormir.

Il ne peut pas surmonter le besoin de dormir, après avoir
mangé; à peine est-il éveillé, qu'il se rendort de nouveau. Le
sommeil paraît même ne pas être trop profond; le premier
jour. Helbig.

* Malaise et afflux d'eau à la bouche, avec grande envie de
dormir, quoique ce soit le matin.

* Toute la journée, il a l'air d'avoir grand sommeil; le premier jour. Helbig.

480. Elle est comme ivre et somnolente; elle ignore où elle
est et où elle va; les yeux se ferment; le premier jour. Al.

Provoque le sommeil. Geoffroy.

Somnolence invincible et sommeil profond avec rêves tran-
quilles, agréables; au réveil, il se rend au théâtre; en chemin, il

est surpris par la perte de la faculté de réfléchir, qu'il ne peut vaincre : il est comme absorbé dans des images fantastiques; crainte de perdre la bonne voie; incapacité de s'orienter; il calcule mal la longueur de sa route, et le temps (il croyait qu'il marchait depuis une heure, même pendant la représentation, rêves et réalités se combattaient, jusqu'à ce que les symptômes commençassent à diminuer); par trois noix. Purkinje.

· Elle tomba dans la plus profonde stupeur, privée de tout mouvement et de tout sentiment. Mœbius.

L'usage journalier de la muscade recouvre l'estomac de mucosités et occasionne des vapeurs lourdes dans la tête, d'où naît facilement la léthargie. Rumph.

485. Il a l'air somnolent, rêveur; les yeux se ferment.

Sommeil agité; la première et la deuxième nuit. Mb.

FIÈVRE. Grande sensibilité à l'air froid.

Dès qu'elle s'expose à l'air (humide et froid), elle frissonne et devient pâle, ce qui se dissipe dans la chambre chaude; le premier jour; le soir. Al.

Elle frissonne au moindre froid; le deuxième et le troisième jour. Al.

490. Il a froid dès qu'il va à l'air froid; le premier et le deuxième jour. Kade.

Léger frisson le soir et le matin, auquel succède une chaleur excessive; le premier jour. Ldin.

Frisson partant des lombes, de suite en se déshabillant pour se mettre au lit; mais il n'en ressent rien dans la chambre chauffée; le premier jour. Sw. ·

Sensation de froid dans les pieds avec chaleur dans les mains; le premier jour. Sw.

A la douleur du sacrum se joint, vers le soir, du froid qui, à l'air libre et par l'action du froid extérieur, devient un frisson intense, qui disparaît complétement dans un appartement bien chaud; en même temps, embarras de la tête, surtout dans le front; appétit peu développé et langue légèrement muqueuse; humeur singulièrement disposée aux facéties plaisantes, gaies, le soir; le huitième jour. Helbig.

495. Pendant un léger frisson, léger mal de ventre et un peu

de douleur dans le sacrum ; peu d'appétit ; langue chargée, blanche; douleur pressive au voile du palais; douleur pressive sur la poitrine, qui rend la respiration difficile, et grande somnolence; le troisième jour. Helbig.

Sensation agréable de chaleur dans les mains et les pieds ; le soir; le premier jour. Ldin.

Augmente le mouvement du sang. Geoffroy.

Forte chaleur au visage et dans les mains, avec affaissement et humeur hypocondriaque; plusieurs matinées. Hencke.

PUNICA GRANATUM.

Punica granatum. — Grenadier. — Grenaten-bacem. — Ord. nat., myrtaceæ, Juss. *— Granateæ,* Don. *— Syst. sex., Cl. XII, ord.* 1. *Icosandria monogynia,* Linn.

La racine de cet arbre, seule partie dont on se sert en homœopathie, se trouve dans le commerce en morceaux irréguliers ressemblants à des copeaux plats ou roulés, de diverses grandeurs. On se sert de l'écorce extérieure de la racine. La racine est plus efficace à son état frais; mais, si on ne peut l'obtenir telle, il faut donner la préférence à celle qui vient des Indes orientales. L'écorce de la racine du grenadier dégagée avec soin de toutes ses parties ligneuses, réduite en fine poudre dans un mortier de verre, mise dans un vase bien fermé avec deux parties d'esprit-de-vin de 40 degrés, fortement remuée deux fois par jour, digérée en un lieu frais et sec pendant huit jours, on sépare alors le clair du sédiment, et on le conserve jusqu'au moment d'en faire usage.

SOURCES.

J. O. Muller, maître en chirurgie à Vienne. (*Hygea Zeits schriftbeson der für specifische Heilkunst,* von Griesselich. Carlsruhe, 1859, Bd. X, p. 137-149; 195-211), âgé de trente et un ans, de tempérament sanguin, de taille svelte, n'éprouve pas d'altération dans sa santé, sauf des douleurs hémorrhoïdales, beaucoup de flatuosités, des selles irrégulières et une grande versatilité d'humeur.

H. R. *Weinberger,* ibid., médecin en chef, âgé de vingt-huit ans, sain, robuste, de tempérament cholérique, de stature ramassée, sans la moindre disposition morbide.

B., ibid., étudiant âgé de vingt-deux ans, sain, de tempérament sanguin, de complexion délicate, sans la moindre apparence de diathèse morbide.

C., ibid., une fille de dix-neuf ans, blonde, atteinte de scrofules dans son enfance, toujours bien réglée, qui fut délivrée de deux ténias par l'auteur (Müller), l'an dernier (1838), à l'aide de l'écorce de grenadier, jouit depuis lors d'une santé parfaite, et chez laquelle il ne se manifeste aucune trace de dispositions morbides.

Chaque expérimentateur prit tous les jours, le matin à jeun, dix gouttes de la teinture dans une grande cuillerée d'eau.

Les symptômes indiqués par des observateurs étrangers ont eu lieu à la suite de fortes doses (deux onces d'écorces sur deux livres d'eau, le tout réduit à une livre) : deux grandes cuillerées, ou même une pleine tasse, d'heure en heure), prises sans doute pour faciliter l'expulsion du ténia. Les symptômes qu'indiquent les parenthèses sont des symptômes d'helminthiasis, dissipés par l'emploi du remède et considérés alors comme effets curatifs.

B. BRETON, *Medico-chirurgical Transactions*, vol. XI, part. II, p. 30. — *Hufeland. Journal*, Bd. LIV, I, p. 92-97.

B. A. GOMEZ, *Memoria sobre a virtute tœnifuga da romeira*, etc., Lisboa, 1822. — *Journ. compl. du diction. des sciences médic.*, t. XVI, p. 29-33.

DELANDES, *Floriep's notizen*, Bd. XII, n° 5, p. 74-78. — *Nouvelle biblioth. méd. et Bulletin de l'Athénée.* Sept.

A. H. KRAJECK, *Dissertatio de punica granata*, Vindob., 1831.

DIOSCORIDES, *Mat. med.*, lib. V, edit. C. S. Kuhn. *Lipsiæ*, 1829, t. I, p. 142.

BOURGEOISE, *Biblioth. méd.*, déc. 1834.

MATHIOLUS, *Commentar.* in sex lib. Dioscorid. Venetiis, 1565, lib. I, p. 285.

BARBIER, *Traité élémentaire de matière médicale.* Bruxelles, 1838, p. 130.

1° Chez une femme de vingt-huit ans, qui éprouvait fréquemment des irritations des plexus nerveux du grand sympathique; serrement de la gorge; gêne dans la déglutition; palpitations de cœur, douleurs vers le bas du sternum et dans les membres; feux qui se portent d'une manière soudaine à la figure, etc., par trois verres d'une décoction faite avec deux onces de la racine; à deux heures de distance. *A.*

2° Chez la femme Lainé, âgé de cinquante ans, après chaque verre de la décoction. *B.*

MÉRAT, *Dictionnaire universel de matière médicale*, etc. Bruxelles, 1837, t. III, p. 567, sur lui-même, *a*, par deux onces et demie de racine, *b. Archiv. gén. de Méd.*, t. XIV, p. 604.

HUSSON, *Archives générales de médecine*, Paris, 1824, 2ᵉ année, t. VI, p. 293; par deux onces en décoction.

E. MOULIN, ibid., t. XIV, p. 374; après le premier verre de la décoction, chez une femme de cinquante et un ans, par trois onces de racine fraîche en décoction.

WOLFF, de Bonn, ibid., t. XVIII, p. 438; par la décoction faite d'une once et demie d'écorce sèche dans vingt-quatre onces d'eau réduites par l'ébullition à douze onces, dont on prenait, le matin, deux onces toutes les demi-heures.

MOJOLI, par six gros d'extrait alcoolique dissous dans l'eau. (*Annali universi di medicina. Gazette méd. de Paris*, 1834, n° du 28 juin.)

RETSIUS, par la décoction ordinaire (*Tidskrift for Lakare och pharmaceutes*, t. III, fév. 1834, p. 61-62.)

BERTHOLD, chez une femme de trente-huit ans, sans enfants, atteinte de ténia; par la décoction. (*Caspers medic. Wochen schrift*, n° 21, p. 339, 1834.)

MEISINGER, *Medicinisch Jahrbücher der Kaiz. Koningl Æsten-Staetn*, t. XV, cah. IV, p. 547-553, 1834, chez une jeune fille de quinze ans, sensible, non réglée.

JUTMANN, ibid., t. XVI, cah. IV, p. 611-618, 1835, chez une femme de trente-trois ans, non mariée, par la décoction vineuse.

Kostler, ibid., t. XIII, cah. I, p. 89-93, 1835. — 98-99, chez une jeune fille de vingt-quatre ans.

Dr Alquen, *Archiv fur medicinische Erfahrungen von Horn*, etc., t. LV, cah. I, p. 117-118, 1829.

REMARQUES.

Les résultats d'expériences faites tant sur l'homme bien portant que sur le malade nous fournissent la conviction que la sphère proprement dite de cette écorce est le système nerveux splanchnique, surtout le ganglion solaire, et en général l'appareil digestif. De ce foyer son action décrit des sphères de plus en plus grandes, vers la moelle épinière et le cerveau, se manifestant par vertige, stupéfaction, lourdeur et embarras de la tête ; sensation morbide universelle ; grande faiblesse, abattement des membres ; lassitude presque paralytique des extrémités, et affection fébrile universelle, qui, comme symptômes deutéropathiques, sont presque toujours accompagnés de signes d'altération dans les fonctions abdominales, tels que ; mal de ventre et vertige; malaise d'estomac et vertige ; vomissement et vertige ; vertige pendant la diarrhée ; vertige après les selles,... ou les font présumer comme prodromes.

Pour établir l'évidence de cette opinion, il se trouve dans le résultat des essais assez de signes de l'affection immédiate du système des ganglions.

En poursuivant le développement des forces pathogénétiques de l'écorce de la racine du grenadier, nous trouvons qu'elle active le système des vaisseaux dans son ensemble, l'excite et le détermine même à des mouvements fébriles et sensibles : afflux du sang vers les parties supérieures; palpitations de cœur ; oppression de poitrine ; pression pectorale fort gravative ; chaleur ardente et turgor de la face, rougeur brillante des yeux; puis les signes plus généraux : sensation progressive de la chaleur; élévation de la température à la peau; chaleur; pouls dur et accéléré.

Cet état d'irritation se réfléchit de préférence sur les membranes muqueuses : coryza, catarrhe; fréquents crachotements de mucus; diarrhées muqueuses ; suintement de mucus par l'urètre, accompagné d'urétrodynie.

Ce même état s'imprime aux systèmes fibreux sous la forme d'affections rhumatismales et par diverses sensations douloureuses, et peut, dans les deux cas, s'élever jusqu'à l'inflammation proprement dite, par une légère prédominance de la diathèse.

Les atteintes à la reproduction, etc., se manifestent par une cachexie particulière, causée peut-être par ce remède.

Ce n'est que par erreur que la vertu anthelminthique peut être regardée comme tuant *immédiatement* les vers; car, d'après mes propres expériences et celles d'autrui, ces vers sortent, à peu d'exceptions près, toujours en vie, et l'expulsion en paraît plutôt déterminée par une propriété vermifuge, ou même stupéfiante du remède, et par les évacuations drastiques qu'il produit.

Nous sommes assuré que, dans la cure radicale de l'helminthiasis, il ne faut nullement des efforts irritants, inutiles et nuisibles, pour expulser les hôtes; ceux-ci n'étant qu'un produit et non le mal lui-même. Par un emploi assidu de ce remède à doses convenables et non irritantes, on dissipe la cause du mal, ainsi que les produits morbides, les vers. Le principe prédominant, l'acide gallique, paraît l'emporter sur tout autre pour l'efficacité.

Étant en affinité avec l'écorce de china par sa proportion de tannin, les rapports d'affinité curative de ces deux substances s'expliquent ainsi facilement. Nous serions porté à croire à cette affinité médicatrice par la découverte de Chansarel, que le grenadier est efficace contre l'empoisonnement par l'arsenic, si les essais pathogénétiques ne nous le montraient déjà assez clairement.

Avant de donner le tableau des symptômes produits par le grenadier sur l'homme bien portant, exposons d'abord les formes morbides contre lesquelles il s'est montré efficace.

Défaillance. — *Animi deliquium.* Avec complication bilieuse. (L. Thurneiser, dans J. Bauhin, *Histor. plantar. uni-*

vers. Ebrodini, 1650, t. I, p. 80 et 11. — Les fruits acides.)

Syncope. — Rufus, Galenus dans Bauhin. — La même partie.

Lipothymie. — *Animi defectio*. — Bauhin. — Le sirop des fruits acides.

Ophthalmie. — Hippocrate dans J. H. Dierbach : *Di Arznci-mittels des Hippokrates*. Heidelberg, 1824, p. 90. Il instillait le suc condensé des fruits dans l'œil malade. — Galenus, *Composit. pharmac. secund. locos affect.*, p. Con. Gesner, edit. Tiguri, 1570, lib. IV, cap. I, p. 87. — Les fleurs. — Dalaustia.

Taches des yeux (cornée?).— *Maculæ rubræ*. — Bauhin. Le suc des fruits sur le feu à la consistance du miel.

Epiphora. — Bauhin. — Le suc des fruits épaissi par la cuisson.

Ulcération de l'oreille (externe?).— Bauhin. — Même préparation.

Saignements de nez. — *Dictionnaire botanique et pharmaceutique*, Rouen, 170, art. *Grenadier*. — L'écorce du fruit en décoction. (Malicorium.)

Laxité et saignement de la gencive.— *Stomacoce*. Bauhin. —Les fleurs.— Mathiolus, *Commentar.* in sex lib. Dioscorid., Venetiis, 1565, lib. I, p. 325. — Geoffroy, *Mat. méd.*, l. III, p. 796 ; — Plenck, *Specielle med. chir. pharmacol.*, Wien., 1816, 2ᵉ édit.

Odontalgie. — *Dictionnaire botan.*

Branlement des dents. — Bauhin.

Ulcères de la bouche. — Dioscorides, *Mat. med.*, lib. V, edit. C. G. Kuhn, Lipsiæ, 1829, t. 1, p. 142 ; Bauhin et Matthiolus.— Le suc cuit dans du miel.

Affections catarrhales de la gorge. — Plenck.

Laxité des muqueuses. — Ernst, Horn. *Handbuch der Arzncimittetlehre*.

Angine séreuse. — Crantz, *Mat. med. et chirurg.*, Viennæ, 1765, edit. alt., t. II, p. 19.

Ulcération des tonsilles. — Curtius dans Bauhin.

Enrouement. — Bapt. Condronch dans Bauhin. — Les fruits acides.

Dégoût et vomissement. — Hippocrate dans Dierbach. — Le suc des fruits. Bauhin, *loc. cit.* Le suc du fruit combiné avec le mastic.

Cardialgie. — Hippocrate dans Crantz. — Il délivra avec le suc du fruit une femme de douleurs affreuses. — Bauhin. — Les fruits acides.

Diarrhée et dyssenterie. — Dioscorides. — Pline dans Bauhin.

Diarrhée et dyssenterie. — *Diction. botan.* Le malicorium en décoction.

Diarrhées séreuses. — Crantz et Plenck.

Choléra. — Leonh. fuchs, *de Curandis et sanandis morbis,* lib. V, Basil., 1542. Lib. III, cap. XII, p. 295-297. — Le suc du fruit combiné avec quantité d'autres substances.

Chute du rectum. — Matthiol. et Bauhin. — Le malicorium macéré dans du vin; — B. G. A. Murray, *Apparat. med.,* Gottingæ, 1784, vol. III, p. 264. — Le malicorium sous forme d'épithème.

Chute du vagin. — Murray, *loc. cit.*

Métrorrhagies. — Dioscorides dans Bauhin. — Le malicorium macéré dans de l'eau de pluie ou cuit dans du vin rouge; — Murray, *loc. cit.* Le même moyen en décoction; il est regardé comme moins efficace. *Dict. bot.*

Leucorrhée. — Hippocrate dans Dierbach. — Les feuilles combinées avec rhus coriara et noix de galle; Murray, *loc. cit.*, a vu dans deux ans l'efficacité des baies réduites en poudre et mêlées avec un peu d'encens. — Bauhin confirme l'action dans ce cas signalée par Hippocrate.

Toux et catarrhe. — Ætius, Constantin et Cesalpin dans Bauhin. — Les fleurs réduites en poudre et le suc du fruit.

Hémoptysie. — Dioscorides dans Kuhn, Matthiole et Bauhin. — Ce dernier indique la macération des baies dans l'eau de pluie.

Pleurites. — Hippocrate dans Dierbach. Mélange du suc

du fruit avec du miel, ou du lait de chèvre, ou même employé seul; Ætius dans Bauhin.

Battements de cœur. — Eucharius dans Bauhin.

Fièvre. — Dioscorides dans Bauhin.

Fièvre intermittente. — Jos. Rehmann, *Notice sur un re-mède propre à remplacer le quinquina, suivie d'une analyse chimique de cette substance*, par F. Reuss, à Moscou, 1809.

Fièvre tierce. — Tob. Dornereil. *Dispensator. novum.* 1600.

Fièvre gastrique. — Vaidy, *Dict. des sciences médicales*, t. XIX, p. 345. — Le suc du fruit.

Fièvre bilieuse. — Bauhin, *loc. cit.*

Typhus. — Vaidy, *loc. cit.* — La même substance.

Fièvre hectique. — Mead, *Samnelung auserl. abondhl. f. p. Aerzt*, Bd. XIII, p. 228.

Suppurations des organes internes, surtout du foie. Ahrun. dans Rhazès. *Cont.*, lib. XV, cap. IV, fol. 314, *b.* — Le ma-licorium.

Inflammations et gonflements. — Hippocrate dans Dierbach. — Les feuilles employées à l'extérieur comme cataplasme.

Blessures. — Matthiole. — Les fleurs. — « *Vulnera gluti-nans.* » Bauhin.— Le suc acide du fruit « *Vulnerum dolores et inflammationem adversus.* »

Ulcères. — Dioscorides dans Kuhn. — Bauhin. — Le suc exprimé des baies, et cuit avec du miel. « *Nam ulcera celerius ad cicatrisationem adducit.* » Voy. Matthiole. — Izhak dans Rhazès, *Cont.*, lib. XIV, cap. II, fol. 286, *a.* — Le malico-rium.

Pterygium. — Dioscorides, Pline dans Bauhin.

Congélations. — *Engelures.* — Dioscorides dans Matthiole et Bauhin. — Le malicorium en décoction dans du vin.

Intoxication par l'arsenic. — Chansarel dans Schwartze, *Pharmacologische tabellon*, Leipzig, 1819, Bd. I, p. 100. — L'écorce.

La vertu curative anthelminthique du grenadier mérite une mention particulière.

Son emploi primitif comme anthelminthique remonte au delà de toute date historique; Buchanan, chirurgien anglais au Bengale, raconte que les laïques des Indes orientales emploient de temps immémorial l'écorce de la racine contre le ténia.

Cette dernière jouait un grand rôle parmi les vermifuges des anciens. A. C. Celsus (D. MEDICINA, lib. IV, cap. XVII, p. 227) recommande contre le ténia les fibrilles de l'écorce de la racine en décoction; et Dioscoride, dans Matthiole et Kuhn, écrit καφ. ρνη... que la pulpe du fruit en décoction tue et expulse le ténia (ελμινθος πλατειας).

Ætius (*Tetrabibl.*, III, serm. I, cap. XL) vante la même vertu de l'écorce de la racine réduite en poudre, administrée sous la forme d'électuaire, en y ajoutant du poivre et d'autres ingrédients médicinaux. Il indique les fleurs et l'écorce contre les lombrics (ibid., cap. XXXIX). Cælius Aurelianus (*Morb. chronic.*, lib. IV, cap. VIII) se servait du malicorium cuit en lavement contre les lombrics.

Alexandre de Tralles (Επιστολη περι ελμινθων, *in Fabricii Bibliotheca græca*, vol. XII, p. 602) cite la fleur comme spécifique contre le ténia.

Avicenne (*Canon.*, lib. II, tract. II, cap. CCCIX) se servait de l'écorce de la racine en décoction, ou de son extrait dans du vin, comme vermifuge, surtout contre les ascarides, assurant en ôter par là jusqu'à la disposition.

Jean Sérapion (*De simplic. medicin.*, cap. CXXIX) employait de même l'écorce de la racine pour détruire les ascarides.

Les médecins du moyen âge firent peu pour accroître la renommée de ce remède déjà tant prôné. Dans Matthiole, Joh. Bauhin, Ménard, Forestus, Tabernæ-Montanus, Joach. Camerarius, Robert, Constantin, Cartheuser, Linnée et Fr. Hoffmann, nous trouvons confirmés les témoignages flatteurs des anciens sur l'efficacité de cette substance contre chaque forme du protée helminthisiaque.

Avec Buchanan s'étend la sphère des connaissances pharmacodynamiques sur l'écorce de la racine du grenadier; lui et B. Breton, chirurgien d'un bataillon anglais aux Indes orientales, qui obtient, par ce moyen, le plus heureux succès dans huit cas de ténia (*Medico-chirurgical Transactions*, vol. XI, part. II, p. 30), invitent les médecins à se piquer d'émulation à ce sujet.

Ainsi, B. A. Gomez (dans sa *Monographie*, publiée par F. V. Mérat : *Memoria sobre a virtude tænifuga da romeire*, Lisboa, 1822 ; dans le *Journal complémentaire du dict. des sciences méd.*, t. XVI, p. 24-33), dans quatorze cas; Bourgeoise (*Bibliothèque médicale*, déc. 1834) dans trente-quatre, Delandes (*Nouvelle bibl. méd.*, et *Bulletin de l'Athénée*, sept., *Frorieps notizen*, t. XII, n° 5, p. 74-78); Husson (*Archives générales de médecine*, Paris, t. VII, p. 293); Moulin, ibid., t. XIV, p. 374); Barbier (*Traité élémentaire de matière médicale*, Bruxelles, 1838, p. 130); Mérat (*Archives générales de méd.*, t. XIV, p. 604); Wolff, de Bonne, ibid., t. XVIII, p. 438); Mojoli (*Annali universi di medicina, Gazette médicale de Paris*, 1834, n° du 28 juin); Retsius (*Tidskrift for Lakare och Pharmaceutes*, t. III, fév. 1834, p. 61-62); Berthold (*Caspers medicinische Wochenschrifs*, n° 21, p. 339, 1834); Meisinger (*Medicinische Jahrbücher der Kaiz. Koningl. Æsturcichischen staates*, t. XV, cah. IV, p. 547-553, 1834); Jutmann (Ibid., t. XVI, cah. IV, p. 611-618, 1635); Kostler (Ibid., t. XIII, cah. I, p. 89-93, 1833); d'Alquen, *Archiv fur medicinische Erfahrungen von Horn*, t. LV, cah. I, p. 117, 118, 1829, etc., etc.), dans plusieurs cas confirmèrent l'action puissante de ce remède.

A ces expériences viennent se joindre celles d'un P. K. Hartmann, Guntner, etc. (A. H. Krajeck, *Dissertatio de punica granatum*, Vindob., 1834 et And. Mallet, *Dissertatio de tænia*, Vindob., 1831), qui ne peuvent qu'ajouter à l'authenticité de ces documents sur la vertu admirable de l'écorce de la racine de grenadier.

PHÉNOMÉNOLOGIE.

MORAL. Horreur du travail, avec lourdeur de la tête. Krajeck.

Grande sensibilité. Muller.

Facilité de l'esprit à s'émouvoir. Muller.

Irritabilité; elle éclate en insultes. Muller.

5. Humeur sombre et mélancolique. Muller.

Abattement, découragement. Muller.

Scrupules hypocondriaques. Muller.

Humeur taquine et querelleuse. Muller.

(Hypocondrie.) Gomez, obs. 6.

10. (Mélancolie habituelle.) Gomez, obs. 2.

Force et élévation de caractère; modération; persévé-
rance. B.

Vertige. Breton. — Gomez. — Delandes, par chacun dans
plusieurs observations.

Vertiges, éblouissements, une sorte d'ivresse; après l'emploi
de la poudre de la décoction. Barbier.

Vertiges. Retsius.

15. Vertige, comme un obscurcissement des yeux. Weinberger.

Vertige pendant la lecture, la méditation et un travail intellectuel. B.

Vertige après les selles. Muller.

(Vertige, la nuit.) Gomez, obs. 12, chez une femme de
trente ans (1).

Le matin, en sortant du lit, de suite, vertige. Weinberger.

20. Vertige et maux d'estomac. Breton, obs. 8, chez un
homme de trente ans.

Vertige, malaise, sensations douloureuses dans l'abdomen
et léger vomissement avec sensation d'une grande fatigue.
Breton, obs. 2.

Vertige et lassitude. Breton, obs. 3 et 4, chez deux garçons
de sept à dix ans.

(Fréquent vertige et tremblement.) Delandes, deuxième cas
(guérison du vertige et du tremblement matutinal).

Vertige et nausées, yeux caves, teint pâle, traits défigurés,

---

(1) Accès de forts vertiges et obscurcissement de la vue, bourdonnement dans
les oreilles et tremblement des mains, qui lui permettent à peine d'écrire. J. O.
Muller, dix gouttes, tinct fort, chez un homme robuste de quarante ans. *Reit-
schrift des Vereins der hom. Ærzte Æsterreichs.* Première année, 1857, p. 45.

fréquent changement du teint, lassitude à ne pouvoir rester debout. (Observations faites sur neuf individus à la suite de fortes doses administrées dans le but d'expulser le ténia.)

25. (Vertige et stupéfaction.) Delandes, deuxième cas.

Stupéfaction. Delandes.

Légère stupéfaction. Weinberger.

(Stupéfaction avec grand appétit.) Gomez, obs. 13.

(Stupéfaction et diarrhée.) Gomez, obs. 14.

30. Embarras intellectuel, assombrissement du cerveau. Muller.

(Hallucinations des sens.) Krajeck, p. 36.

Longue sensation de vide dans la tête. Muller.

(Défaut de mémoire; oubli de lire la messe.) Gomez, obs. 6.

(Lourdeur de la tête.) Delandes.

35. Lourdeur de la tête. Krajeck, essai sur lui-même, par de fortes doses, p. 28 et ailleurs.

Lourdeur de tête et horreur du travail. Krajeck.

Lourdeur de tête, rougeur de la face, accélération du pouls et relâchement. Krajeck, p. 29.

(Céphalalgie.) Gomez, en plusieurs observations.

(Céphalalgie.) Gomez, obs. 7.

40. (Céphalalgie chronique.) Gomez, obs. 3.

Céphalalgie assez forte et quelques vertiges. C. Moulin.

Violents maux de tête. Bertholo.

(Céphalalgie et grande faiblesse.) Gomez, obs. 2.

Céphalalgie gravative dans tout le cerveau, surtout au front, en marchant. B.

45. Douleur gravative à la bosse frontale gauche. B.

Pression dans le front, comme de lourdeur. Muller.

Pression dans le front et à la tempe gauche avec embarras de la tête. Muller.

Pression à l'occiput avec chaleur brûlante des oreilles. Muller.

Pression à l'occiput, pendant les selles. Muller.

50. Pression du cerveau à la protubérance gauche de l'occipital. Muller.

м. 15

Pression et déchirement dans le front, vers les tempes, et, là, déchirement de dedans en dehors. Muller.

Déchirement dans la moitié droite de la tête. Muller.

Déchirement dans la tempe droite, s'étendant dans l'œil correspondant. Muller.

Vulsions déchirantes dans la moitié droite de la tête. Muller.

55. Céphalalgie frontale tellement aiguë, qu'elle ose à peine lever les yeux. C (1).

Douleur lancinante, prompte et passagère, à travers le cerveau. B.

Élancements dans le front, de dedans en dehors. B.

Élancement au-dessous de la bosse frontale gauche. B.

Mal de tête lancinant, pendant le mouvement. B.

60. Céphalalgie frontale et frisson. Weinberger.

Chaleur au front, le soir. Weinberger.

Douleur pressive étourdissante dans les sinus frontaux et du maxillaire supérieur. B.

Au front et aux sourcils, prurit qui force à gratter. B.

Boutons au front et à la tempe gauche, avec douleur de plaie, suppurant et laissant de petits tubercules en séchant. B.

YEUX. 65. Cercles bleus pâles et sales autour des yeux; vulsions dans la paupière droite. Muller.

Prurit dans les angles internes des yeux; ardeur dans les angles des yeux, accompagnée d'un peu de rougeur. Muller.

Prurit brûlant dans les angles externes. B.

Sécheresse et ardeur des yeux. Muller.

Légère inflammation de l'œil, comme dans le coryza. Muller (2).

70. Teinte jaune de la sclérotique. Muller.

Dilatation des pupilles; après une heure. B.

Dilatation des pupilles, difficulté à les mouvoir. Muller.

(Tremblement devant les yeux et pupilles dilatées.) Gomez, obs. 14.

---

(1) Céphalalgie frontale lancinante. J. O. Muller, dix gouttes tinct. fort., après quelques heures.

(2) Déchirement dans l'œil droit, qui est rouge et baigné de larmes. J. O. Muller, *l. c.*, après vingt-quatre heures

Resserrement des pupilles; après dix heures. B.

75. Trouble devant les yeux. Muller.

Obscurcissement devant les yeux. Retsius.

Vue faible. Muller (1).

OREILLES. Déchirement dans l'oreille gauche. Muller.

Douleur lancinante déchirante dans l'oreille gauche de dedans en dehors, la nuit. Muller.

80. Élancements dans l'oreille gauche. C.

Dans les deux oreilles, douleur comme un élancement de dehors en dedans, plus intense dans la gauche. Muller.

Douleur d'étreinte dans les oreilles, très-opiniâtre et se répétant pendant plusieurs jours. Muller.

Tintement d'oreilles. Par plusieurs observations.

Tintement dans l'oreille gauche. C.

85. (Bourdonnement; bruissement dans les oreilles.) Krajeck, p. 36.

Chaleur dans l'intérieur du nez. B.

Prurit désagréable, chatouillement et démangeaison dans le nez. Plusieurs observations.

FACE. Teint maladif et terreux. Muller.

Traits hâves, sentiment comme d'une maladie grave, abattement, alitement. Observation faite sur plusieurs individus dans l'expulsion du ténia.

90. (Teinte jaune de la face.) Delandes, deuxième cas.

Rougeur passagère du visage. B.

Chaleur brûlante au visage, le soir. B.

Elle sentit fréquemment des chaleurs se porter à la tête. Barbier, *a.*

Bouffées de chaleur au visage. E. Moulin.

95. Rougeur et chaleur brûlante au visage, vivacité des yeux, lourdeur au front et légère oppression de poitrine. Krajeck, p. 29.

Chaleur ardente de la face, pendant la selle. C.

Chaleur ardente de la face. Weinberger.

---

(1) *Resserrement de la fente palpébrale.* J. O. Muller, après vingt-quatre heures.

Chaleur ardente, rougeur bleuâtre, enflure, prurit, tension et chatouillement de la joue droite, comme des engelures. C.

Prurit grattant aux joues. B.

100. La joue droite paraissait enflée. C.

Chaleur ardente et rougeur bleue de la joue du côté droit. C.

Renouvellement de l'érysipèle de la face. C.

Prurit à la peau en divers endroits de la face et du corps, comme avant l'apparition d'une éruption de boutons, qui obligeait à gratter constamment. Plusieurs observations.

Pression serrante dans la racine du nez jusque dans la région zygomatique droite, comme dans les cavités muqueuses. B.

105. Déchirement dans la moitié gauche de la face. Muller.

Douleur d'étreinte dans la joue gauche et le même côté de la face. B.

Déchirement, tension et serrement dans l'articulation des mâchoires, surtout dans la gauche. Muller.

Craquement douloureux dans l'articulation de la mâchoire gauche, comme si elle était luxée. Muller.

Serrement à la branche de la mâchoire gauche. Muller.

110. Tremblement des mâchoires. Barbier.

Sensation d'engourdissement dans la mâchoire. Muller.

DENTS. Violents élancements aigus dans les dents de devant. La nuit, dans le lit, élancements dans les dents incisives. B.

Élancements dans les dents incisives, précédés d'un léger tiraillement. Muller.

Une douleur comme d'engourdissement et de gerçure dans les dents de devant. Muller.

115. Douleur déchirante, pulsative, dans une dent molaire supérieure creuse. C.

Le matin, en sortant du lit, tout de suite, odontalgie. C.

Les dents sont comme trop longues, en mordant sur quelque chose de dur. Muller.

(Grincement de dents pendant le sommeil.) Gomez, obs. 9, chez une jeune fille de six ans, sujette aux maux de ventre et ayant un teint maladif.

BOUCHE. D'abord cuisson, puis chaleur brûlante des lèvres. Muller.

120. Brûlure dans le pli de la lèvre inférieure, comme par un charbon incandescent. Muller.

Sécheresse des lèvres. A. (La gencive, qui était spongieuse et saignait facilement, est guérie.) C.

Saveur astringente qui n'a rien de désagréable. Barbier.

Sécheresse modérée de la langue avec la sensation d'astriction des papules. Müller.

Langue humide, couverte d'un enduit blanc. Muller.

125. Langue chargée. Krajeck, p. 29.

Astriction des parties de la bouche et de la gorge. Muller.

Afflux abondant de salive aqueuse dans la bouche. B.

Eaux glaireuses qui remontent dans la bouche, à plusieurs reprises. Barbier, *a*.

Salive fade ayant un goût douceâtre, en abondance, pendant le malaise et les maux de ventre. Muller.

130. *Toute la journée, bouche remplie de salive et besoin de la cracher.* Chez plusieurs obs.

(Afflux de salive visqueuse dans la bouche.) Gomez, dans plusieurs observations (1).

(Salivation.) Gomez, obs. 14; Krajeck, p. 36.

(Rétrécissement du gosier.) Gomez, obs. 14.

APPÉTIT. Grande variabilité du goût. Muller.

135. Tantôt finesse, tantôt émoussement du goût. Muller.

(Diminution de l'appétit et voracité, par alternative.) Krajeck, p. 36.)

(Dégoût des aliments, anorexie, faim canine, boulimie, par alternative.) Krajeck, p. 41.

Augmentation d'appétit. B.

Faim extraordinaire; chez plusieurs. Muller.

140. Faim, dès le matin, au lit. C.

(Fort appétit.) Gomez, obs. 9.

(Désir de manger, même en sortant de table.) Gomez, obs. 5.

(Voracité.) Gomez, obs. 11.

(Faim continue.) Gomez, obs. 2.

---

(1) Afflux de salive visqueuse à la bouche, avec fréquents besoins de l'expulser. J. O. Muller, *l. c.*, après quelques heures.

145. (Inappétence.) Gomez, dans quelques observations (1).

Appétit supprimé. Krajeck, p. 29.

Répugnance, dégoût des aliments, langue chargée. Krajeck, 29.

Anorexie, langue chargée, sensibilité de l'épigastre et émoussement du sentiment. Krajeck.

Grande variabilité de l'appétit. Gomez, obs. 4, 10, 12; Krajeck, en plusieurs endroits.

150. Avidité de diverses choses. Muller.

Grand désir de café, qu'il goûte extraordinairement bien. Muller.

Désir de fruit. B.

Désir d'aliments succulents et acides. Muller.

(Satisfait les envies des femmes enceintes.) Dioscorides dans Bauhin, p. 80, par le malicorium.

155. Défaut de soif. Muller.

Soif avec ardeur au gosier. E. Moulin.

Le soir, grande soif d'eau, avec température élevée de la peau et surtout chaleur au front. Muller.

ESTOMAC. Fréquents et bruyants renvois d'air. Muller (2).

Renvois d'air, le jour et la nuit. Muller.

160. Renvois d'air. Muller.

Renvois d'air seulement. Krajeck.

(Après avoir mangé quelque aliment gras, renvois putrides. Muller.

Fréquents renvois et régurgitation, surtout après avoir mangé des pommes de terre. Muller.

Renvois, malaise à l'estomac et mal de ventre. Muller (3).

165. Renvois très-fréquents, appétit variable et mal de ventre. Gomez, obs. 12.

Régurgitation après avoir pris des aliments liquides et surtout après avoir mangé des pommes de terre. Muller.

(1) Inappétence, malaise et frisson. J. O. Muller; après quelques heures.
(2) Éructations fréquentes d'air. J. O. Muller; après quelques heures.
(3) Renvois bruyants presque continuels, avec malaise, froid et salivation; après vingt-quatre heures. J. O. Muller.

(Régurgitation d'une matière aqueuse, surtout à jeun.) Krajeck, plusieurs.

Renvois avec afflux de liquide dans la bouche. B.

Malaise. Breton et Gomez, dans plusieurs observations.

170. Malaise d'estomac. Muller.

Toute la journée, malaise et lassitude. Chez plusieurs.

Nausées et mal de ventre; chez plusieurs.

Grand malaise et nausées; chez plusieurs.

Malaise, afflux d'eau à la bouche, expuition continuelle, mal de ventre et d'estomac, fermentation dans le ventre; envies fréquentes et inutiles d'aller à la selle, frissonnement, mauvaise mine, mauvaise humeur; chez plusieurs.

175. *Malaise et mal de ventre, comme après des purgatifs, et dévoiement,* chez quelques-uns.

Malaise, frissonnement, froid aux mains et chaleur au front. Muller.

Malaise pendant plusieurs heures avec grande faiblesse et tremblement. Breton, obs. 2.

Malaise, puis trois, quatre vomissements, vertige et lassitude. Breton, obs. 34.

Dégoût. Krajeck, p. 29.

180. Dégoût et mal de ventre. Krajeck, p. 28 et 29.

Nausées; chez plusieurs.

Envies de dormir. Krajeck, en divers endroits (1).

Angoisses, nausées prolongées, vomissements, aigreurs. Barbier.

Nausées et vomissements. Wolff.

185. Vomissements. Berthold.

Nausées et vomissements. Meisinger.

Nausées et envies de vomir sans vomissements réels. Kostler (2).

Nausées, vomissements et, au bout de trois heures, sortie du ver en entier. D'Alquen (3).

(1) Désir de vomir, elle croit qu'elle se sentirait soulagée après avoir vomi; après vingt-quatre heures. J. O. Muller.
(2) Vomituritions avec tête entreprise. J. O. Muller; après vingt-quatre heures.
(3) Vomituritions avec efforts et bruits. J. O. Muller; après vingt-quatre heures.

Vomissements; après le premier verre. E. Moulin.

190. Quelques vomissements, selles abondantes, le ventre reste douloureux plusieurs jours. Mérat, *a*.

Vomissements. Krajeck, p. 29 et en divers endroits.

Vomissements. Breton, Gomez dans plusieurs observations.

(Vomissements la nuit.) Gomez, obs. 1.

Vomissements, lassitude et sueur. Muller.

195. (Vomissement, angoisses et sueur.) Gomez, obs. 3.

Vomissements et angoisse excessive. B.

Vomissements et vertiges. Muller.

Vomissement et tremblement. Muller.

Vomissement et dévoiement; chez plusieurs.

200. Sentiment de froid qui s'étendait depuis la gorge jusque dans l'estomac. Barbier, *a*.

Pression dans l'estomac. Berthold.

Pression et sensation excessivement désagréable dans le creux de l'estomac. Muller.

Plénitude dans le creux de l'estomac. B.

Brûlure dans le creux de l'estomac et dans le ventre. C.

205. Un travail dans l'épigastre et surtout dans le ventre; c'étaient des chaleurs, disait-elle, qui semblaient s'allumer dans les intestins. Barbier, *b*.

Crampe d'estomac, le matin, à jeun. Muller.

Cardialgie, picotements dans l'épigastre. Barbier.

Élancements dans l'estomac. C.

Pression dans le creux de l'estomac et sur la poitrine. Muller.

210. (Sensation dans l'estomac d'un corps qui remonte.) Gomez, obs. 11.

Anxiété autour de l'estomac. Gomez, obs. 7.

(Mauvaise digestion.) Delandes, deuxième cas.

(Douleurs dans l'estomac et en diverses places de l'abdomen.) Gomez, dans quelques observations.

VENTRE. (Fréquents élancements entre l'estomac et le nombril.) Gomez, obs. 2.

215. Douleur lancinante, comme s'il y avait plaie, près du nombril, à gauche. Muller.

Élancements dans l'hypocondre gauche. Gomez, obs. 1.

Sensation dans les précordes. Krajeck, p. 29.

(Angoisses dans les précordes.) Gomez, obs. 12.

Trouble dans les intestins, sans coliques ni nausées. Barbier, *a*.

220. Grand mouvement, grand trouble dans les intestins. Barbier.

Mal de ventre; chez plusieurs.

Mal de ventre presque continu. Muller.

Mal de ventre et malaise; chez plusieurs.

Mal de ventre, malaise, afflux d'eau à la bouche, frissonnement et decubitus; chez plusieurs.

225. Mal de ventre et salivation. Muller.

Mal de ventre et vertige. Muller.

Mal de ventre et purgation; chez plusieurs.

Mal de ventre, après chaque repas. Muller.

Mal de ventre, plus douloureux, le matin, à jeun. Muller.

230. Mal de ventre tempéré par la chaleur extérieure et le coucher. Muller.

Mal de ventre amélioré en buvant de l'eau froide. Muller.

Légères coliques. Bourgeoise.

Coliques, mais point d'évacuations alvines. Barbier, *b*.

Le malade éprouva des coliques très-violentes et le ténia fut expulsé par l'anus. Husson.

235. Une colique vive, au bout d'un quart d'heure, suivie de trois évacuations. E. Moulin.

Coliques. Berthold.

(Coliques.) Krajeck, p. 36.

Colique flatulente. B.

Mal de ventre ou colique, une espèce de contraction de l'estomac et des intestins grêles. Muller.

240. Sensibilité du ventre. Krajeck.

Léger mal de ventre. Krajeck.

Douleurs formicantes dans le ventre, lancinantes vers les précordes. Krajeck, p. 44.

(Douleurs, chaleur, lourdeur et sensation désagréable dans l'épigastre.) Delandes, premier et deuxième cas.

Douleur de courte durée à l'épigastre ; tout de suite après la prise. Gomez, obs. 5.

245. Douleur dans l'épigastre. Gomez, dans plusieurs observations.

Agitation dans le ventre et claquement des dents. Gomez, obs. 12.

(Douleur passagère, inconstante, dans le ventre.) Gomez, obs. 13.

Mal de ventre et lassitude des membres inférieurs. Gomez, obs. 2.

Pincement de ventre; chez plusieurs.

250. Douleur légère pinçante dans le bas-ventre, suivie de plusieurs selles liquides, avec mucosités et fragments de ténia. Kostler.

Pincement autour du nombril. Muller.

(Élancements autour du nombril.) Gomez, obs. 5.

(Douleur autour du nombril.) Gomez, obs. 7.

Tournoiement autour de la région ombilicale et dans l'estomac. C.

255. Anxiété dans le ventre. Muller.

Fréquente production de flatuosités, et évacuation par haut et par bas. Muller.

Fréquente évacuation de flatuosités. B.

Flatuosités abondantes. Krajeck, dans plusieurs observations.

Borborygmes dans les intestins sans douleur aucune, et puis de temps en temps quelques selles non douloureuses, au nombre de dix dans le courant de la journée. Kostler.

260. Circulation de flatuosités dans le ventre. Krajeck, p. 28.

Ballonnement du ventre, à la région épigastrique, avec sensibilité de la partie. Krajeck, p. 29.

Ballonnement douloureux de l'abdomen et faim canine. Muller.

Ballonnement ou état naturel de l'abdomen. Gomez, obs. 2.

(Ballonnement du ventre.) Gomez, obs. 3.

265. Gonflement du nombril, semblable à une boule, comme dans une hernie ombilicale. Muller.

(Douleur dans le bas-ventre et dans les lombes.) Delandes.

Douleur tiraillante inflammatoire dans la région inguinale droite, que l'attouchement aggrave; pendant deux jours. Weinberger.

Pression (efforts) *violente à la région inguinale, des deux côtés, comme si une hernie allait y apparaître.* Muller.

Pression excessive vers les aines. Weinberger.

270. Pression presque douloureuse vers les aines, avec gonflement dans les parties. C.

(Rentrée de la hernie.) Matthiolus, p. 225 ; les graines en décoction appliquées en cataplasme : « *Herniam prolapsu intestinorum erumpentem repellunt.* »

Pression douloureuse vers les aines et l'utérus. C.

Crampe dans le ventre et pression du sacrum aux aines, puis apparition des règles. C.

Traction, pression et lourdeur dans le bassin. C.

275. *Fermentation dans le ventre;* chez plusieurs.

Tiraillements dans le ventre, comme un besoin d'aller à la selle; chez plusieurs.

Mouvement diarrhéique avec malaise. Muller.

Mouvement diarrhéique dans le ventre. Weinberger.

Envies d'aller à la selle, sans résultat. Krajeck.

280. Pincement dans le ventre, suivi de deux selles molles. Weinberger.

Deux selles molles, en moins d'une heure. Krajeck, p. 29.

Trois à quatre selles en quelques heures. Muller.

Trois à quatre selles. Bourgeoise.

Quelques selles brunes. Delandes.

285. Évacuations copieuses et très-foncées. Delandes.

Pressant besoin d'aller à la selle, accompagné de deux à trois douleurs pongitives à la région du côlon gauche, la forçant à se lever du lit, et elle rendit un gros peloton de trois têtes et trois corps de ténia énorme, précédé et suivi de matières aqueuses. Mojoli.

Quatres selles. Barbier, *a.*

Une selle molle, le lendemain. Barbier, *b*.

Deux, trois et quatre selles, précédées de faibles coliques et d'un grand mouvement, d'un grand trouble dans les intestins. Barbier.

290. Une selle aqueuse qui détermina une légère prostration de forces avec quelques faibles crampes dans les jambes. Mojoli.

Quatre selles, dans lesquelles on trouve des portions de ténia de diverses grandeurs. Meisinger.

Quelques selles avec beaucoup de mucus et quelques fragments de ténia. Meisinger.

Au bout d'une demi-heure, onze à douze selles liquides, sans tranchées, et sorties de plusieurs fragments de ténia de huit à neuf pieds de long. Jutmann.

Provocation de selles abondantes avec beaucoup de flatuosités. Krajeck, p. 29.

295. Diarrhée. Breton, Gomez; dans plusieurs observations. Diarrhée. B.

Diarrhée mucoso-fécale. Muller.

Diarrhée et tranchées. Delandes.

(Diarrhée presque habituelle.) Delandes.

300. *Fréquentes selles diarrhéiques;* chez plusieurs.

Administré à fortes doses, il a une action drastique, provoque vomissements et purgations; à petites doses, dix gouttes de la teinture activent les selles, purgeant doucement; à doses très-minimes, à partir de la 3ᵉ dilution, il est obstructif. Muller.

Avant la diarrhée : malaise, fermentation et mal de ventre. Muller.

Pendant la diarrhée : chaleur ardente à la face. Weinberger.

Pendant la diarrhée : forte pression sur le rectum. B.

305. Après la diarrhée : chaleur ardente du rectum. Weinberger.

Épreintes avec mouvements et fermentation dans le ventre; chez plusieurs.

ANUS. Pendant la selle ordinaire, ténesme et procidence de l'anus. Muller.

Prolapsus annulaire de l'anus, pendant les selles. Muller.

Sortie des nodosités hémorrhoïdales, pendant les selles. Muller.

310. Selles tardives et insuffisantes; les derniers jours. Muller.

Expulsion du ténia.

Évacuation de ténias enveloppés de membranes et de muco-sités intestinales, accompagnée de selles aqueuses; dix-sept cas, par de fortes doses.

Expulsion de deux ténias et d'un lombric. C.; par de fortes doses.

Expulsion de plusieurs ténias en une seule fois. Breton, Gomez.

315. *Évacuation de lombrics;* chez plusieurs. Gomez, obs. 7.

Évacuation d'ascarides; observée dans trois cas.

Évacuation de vers.

Fréquent prurit et titillation à l'anus, le jour; chez plu-sieurs.

Prurit et titillitation insupportables dans le rectum. C.

320. Sensation fort pénible, comme s'il y avait quelque chose de vivant dans le rectum et à l'anus; mouvement vermi-culaire. B.

Mouvements internes dans le rectum, qui excitent à aller à la selle. Muller.

Violents élancements dans l'anus, le soir. Muller.

Violents élancements dans le rectum, en étant assis. Muller.

Proctalgie. Muller.

325. Autour de l'anus et à cette partie elle-même, aux fesses, au périnée, au scrotum et à la partie poilue des organes génitaux, prurit brûlant qui s'étend de ces parties presque sur tout le corps, mais plus particulièrement sur la partie charnue des cuisses. Muller.

SYSTÈME URINAIRE. Effet diurétique très-marqué. Mérat, *Dict. de Mat. méd.*, p. 567.

Douleur incisive intense et élancements dans l'urètre. Muller.

Douleur incisive dans l'urètre, après avoir uriné. Muller.

ORGANES GÉNITAUX. Le soir, après s'être couché, douleur incisive et érosive dans l'urètre, flaccidité de la verge. Muller.

330. Inflammation et gonflement de l'urètre. Muller.

Suintement de mucus par l'urètre, espèce de gonorrhée, tiraillement brûlant dans les corps spongieux de l'urètre, jusqu'au gland. Muller.

Excitation de l'appétit vénérien. Weinberger.

Les règles avancent de quatre jours, sont profuses, accompagnées de crampes dans le ventre et de pression du sacrum vers les aines. C.

Leucorrhée jaune. C.

MUQUEUSE NASALE. 335. Sécheresse de la muqueuse nasale; le premier jour. Il s'accumule une grande quantité de mucus visqueux dans les fosses nasales postérieures qui y détermine la sensation d'une masse; au bout de quelques jours. Muller.

Renâclement d'une grande quantité de mucosités. Muller.

Renâclement de mucus sanguinolent provenant des fosses nasales postérieures. Muller.

Coryza sec alternant avec coryza fluent; il ressent de l'embarras sur la poitrine, comme dans le coryza. Muller.

POITRINE. *Gémissement et anxiété sur la poitrine.* Chez plusieurs.

340. En montant les escaliers, forte oppression de poitrine et lassitude des extrémités inférieures. Muller.

Pression sur la poitrine. C.

Pression à travers le sternum, de dedans en dehors. Muller.

Lourdeur dépressive dans la poitrine, puis battements de cœur. Muller.

(Dyspnée.) Gomez, obs. 12.

345. *Élancements dans la poitrine.* Muller.

Élancement dans le côté gauche de la poitrine. C.

Douleur tiraillante lancinante, rhumatismale dans la plèvre, çà et là. Muller.

Douleur dans le côté droit de la poitrine. Muller.

Élancements dans le milieu de la poitrine. Muller.

350. Élancements dans la poitrine, plus forts en marchant,

et sur lesquels la respiration n'exerce aucune influence. Muller.

Forte tension et serrement dans la poitrine gauche, commençant sous les côtes, s'élevant progressivement, accompagnés d'élancements interrompus. Muller.

Même sensation douloureuse au côté droit de la poitrine, quelques heures plus tard. Muller.

Douleur (?) dans le côté gauche de la poitrine et dans le rachis, à l'insertion du diaphragme. C.

Elle se plaint beaucoup de sa poitrine. Muller.

355. (Douleur de poitrine, quelquefois très-violente.) Gomez, dans plusieurs observations.

(Douleur de poitrine de longue durée.) Gomez, dans quelques observations.

Battements du cœur, au moindre mouvement. Muller.

(Battements du cœur, pendant treize ans.) Gomez, obs. 10.

Crampe et élancements dans le grand pectoral, se portant vers l'aisselle. Muller.

360. Contraction serrante des muscles thoraciques externes, autour du mamelon droit. Muller.

DOS. (Élancements dans la nuque et les tempes.) Gomez, obs. 1.

Douleur rhumatismale dans la nuque et le cou, qui permet à peine de se courber. Muller.

Déchirement au cou qui se continue jusque dans les bras et les doigts. Muller.

Douleur entre les épaules. Gomez, obs. 2, 7.

365. Douleur au dos. Gomez, obs. 2.

Douleur de brisement au sacrum. Muller.

Douleurs lombaires insupportables. Delandes.

Douleur au sacrum, comme par un fardeau. Muller.

Douleur d'entorse au sacrum, surtout en étant assis. Muller.

370. Douleur au sacrum, comme par des flatuosités. Muller.

Douleur au sacrum à l'apparition des règles. Muller.

Pression de haut en bas, du sacrum à l'anus. Muller.

MEMBRES SUPÉRIEURS. Douleur de brisement ou de

blessure dans l'épaule droite jusque dans le creux axillaire, surtout en levant le bras. Muller.

Violente douleur de brisement entre les épaules et dessus, comme après avoir porté un lourd fardeau; le contact des vêtements même est incommode. Observations répétées.

375. Douleur rhumatismale dans les bras. Muller.

Déchirement aux bras, se dirigeant en devant. Muller.

Fourmillement le long du bras, de haut en bas. Il appréhende. B.

Tiraillement paralytique dans les bras. Muller.

Les bras sont comme paralysés. Muller.

380. *Lassitude paralytique du bras.* Muller.

Elle peut à peine lever le bras. C.

Douleur térébrante dans les bras, qui s'étend jusque dans les doigts. Muller.

Déchirement spasmodique dans l'avant-bras droit. Muller.

Tiraillement périodique dans l'avant-bras droit, disparaissant tout de suite par l'application de la chaleur extérieure. Muller.

385. Déchirement au radius, où il s'articule au carpe. Muller.

Déchirement dans le cubitus, près de l'articulation du poignet. Muller.

Déchirement dans les articulations des mains. Muller.

Douleur rhumatismale dans l'articulation de la main gauche. Muller.

Douleur rhumatismale dans l'articulation de tous les doigts. Muller.

390. Déchirement tellement violent, qu'elle ne pouvait rien saisir. C.

Déchirement et roideur des doigts, avec déchirement dans la tempe droite. C.

Roideur paralytique des doigts. Muller.

Déchirement dans la dernière phalange des doigts, surtout de l'annulaire. Muller.

Déchirement dans la première articulation du pouce. Muller.

395. Élancement dans la deuxième articulation du pouce, comme si on y enfonçait une écharde.

Cuisson pruriteuse au gras des deux pouces, qui oblige à frotter; l'action de frotter détermine dans les parties une rougeur bleuâtre, de la chaleur et de la tuméfaction, avec gonflement des veines, qui constituent une tumeur marbrée bleue, comme à la suite de la congélation (engelures). Muller.

Rougeur brûlante des mains avec prurit cuisant entre le médius et l'annulaire et entre celui-ci et le petit doigt. Muller.

Cuisson et prurit insupportable dans le creux des mains; chez plusieurs.

Sur le dos de la main, prurit excessif comme si une éruption allait y apparaître. (Ce phénomène, ainsi que le précédent, se répète maintes fois le jour, pendant cinq jours, et devient très-pénible). Muller.

MUSCLES ABDOMINAUX. 400. Douleur à la hanche, comme s'il avait fait un faux pas. Muller.

Tiraillements dans les cuisses et dans les jambes. Barbier.

Élancements dans la hanche gauche en marchant. Muller.

Douleurs dans les hanches. C.

Déchirement dans l'articulation du genou gauche. Muller.

405. Déchirement très-douloureux dans les genoux. B.

Tiraillement paralytique et pesanteurs dans les genoux, qui empêchent la marche. Muller.

Élancement dans le genou gauche. Muller.

Élancement dans le genou gauche. Gomez, obs. 1.

Élancements dans l'articulation du pied gauche. Gomez, les autres observations.

410. Douleur d'entorse dans l'articulation du pied gauche, qui rend la marche difficile, le soir. Muller.

Douleur dans le cor au pied. Muller.

SYMPTOMES GÉNÉRAUX. Étourdissement dans les membres, avec nausées. Retsius.

Violentes douleurs dans les bras et les jambes, qui persistent pendant huit jours et ne se dissipent que petit à petit. Berthold.

Légères crispations nerveuses. E. Moulin.

415. *Lassitude, fatigue;* presque chez tous.

II.   14

Lassitude, accablement Gomez, dans plusieurs observations.

Grand accablement sans fièvre ni douleur. Gomez, obs. 8.

Grande lassitude, faiblesse et tremblement. Breton. obs. 2.

Lassitude et vertige. Breton, obs. 3 et 4.

420. *Lassitude dans les jambes, surtout en marchant.* Muller.

(Fatigue dans les jambes en marchant.) Gomez, dans quelques observations.

Agitation et fatigue des jambes, lourdeur et abattement, au point qu'il ne sait que faire pour se procurer quelque soulagement; la meilleure position est d'être assis, les pieds appuyés sur un escabeau. B.

Lassitude telle, qu'elle pouvait à peine se tenir sur ses jambes et qu'elle est obligée de se coucher; la fatigue et la pesanteur dans les jambes ne lui permettent pas de s'endormir. C.

Lassitude somnolente avec mal de tête au front avec vide, comme après débauche nocturne. Muller.

425. *Grand abattement et prostration, qui permettent à peine rester de debout;* chez plusieurs.

Lassitude et fatigue dès le matin, au lever, après un sommeil convenable. Muller.

Amélioration momentanée des forces, même chez les phthisiques. Muller.

Une fille phthisique, alitée depuis longtemps à cause de la perte de ses forces, peut se lever pour quelque temps, le deuxième jour, après avoir fait usage de punica. Muller.

(Lassitude et angoisse.) Gomez, obs. 10.

430. Grande prostration avec sensation de chaleur brûlante dans les mains. B.

(Lipothymie.) Gomez, obs. 12.

Tremblement. Breton et Gomez.

Tremblement, le matin. Muller.

Mouvements convulsifs. Gomez, obs. 10.

435. Amaigrissement. Muller.

Flaccidité des parties musculaires qui avaient de la consistance auparavant. B.

Flaccidité particulière des extrémités inférieures. Muller.

(Emaciation et appétit continu.) Gomez, obs. 2.

PEAU. Prurit au front et aux sourcils, qui force à gratter. B.

440. Prurit à la peau en divers endroits de la face et du corps, comme avant l'apparition d'une éruption de boutons, qui obligeait à gratter constamment; plusieurs observations.

Prurit grattant aux joues. B.

Prurit et titillation insupportables dans le rectum. C.

Fréquent prurit et titillation à l'anus, le jour; chez plusieurs.

Autour de l'anus et à cette partie elle-même, aux fesses, au périnée, au scrotum et à la partie poilue des organes génitaux, prurit brûlant qui s'étend de ces parties presque sur tout le corps, mais plus particulièrement sur la partie charnue des cuisses. Muller.

445. *Cuisson et prurit insupportable dans le creux des mains*; chez plusieurs.

Sur le dos de la main, prurit excessif comme si une éruption allait y apparaître. (Ce phénomène, ainsi que le précédent, se répète maintefois le jour, pendant cinq jours, et devient très-pénible.) Muller.

Rougeur brûlante des mains avec prurit cuisant entre le médius et l'annulaire et entre celui-ci et le petit doigt. Muller.

Cuisson pruriteuse au gras des deux pouces, qui oblige à frotter; l'action de frotter détermine dans les parties une rougeur bleuâtre, de la chaleur et de la tuméfaction, avec gonflement des veines, qui constituent une tumeur marbrée bleue, comme à la suite de la congélation (engelures). Muller.

Chaleur ardente, rougeur bleuâtre, enflure, prurit, tension et chatouillement de la joue droite, comme des engelures. C.

450. Boutons au front et à la tempe gauche, avec douleur de plaie, suppurants, et laissant de petits tubercules en séchant. B.

Renouvellement de l'érysipèle de la face. C.

SOMMEIL. Bâillement : bâillement fréquents. Muller.

Bâillements pendant lesquels les yeux s'emplissent d'eau. Muller.

Bâillements avec affadissement. Muller.

455. Bâillements et pandiculations. Muller.

Forts bâillements, presque convulsifs, avec pandiculations, somnolence et frisson depuis les hanches jusque dans les jambes. Muller.

Somnolence, de bonne heure, le soir. Muller.

Elle s'endort tout de suite, mais rêve toute la nuit. C.

Il s'endort tard. B.

460. Assoupissement dans l'après-midi. Barbier, *a*.

Assoupissement. Barbier, *b*.

Sommeil agité; jactation d'une place à l'autre. Muller.

Il ne fait que sommeiller; il ne peut s'endormir. B.

Dès qu'il s'endort, rêves effrayants; il s'éveille en sursaut et crie. B.

465. Cris pendant le sommeil. C.

(Sommeil agité.) Gomez, dans plusieurs observations.

(Réveil subit.) Gomez, obs. 12.

Rêves continuels la nuit; chez plusieurs.

Rêves non interrompus, la nuit. B.

470. *Rêves fréquents et confus dont on ne peut se souvenir le lendemain matin.* Muller.

FIÈVRE. Horripilation sur le cuir chevelu de la tête, dont les cheveux se dressent.

Au grand air, horripilation sur le cuir chevelu et les extrémités inférieures, avec altération paralytique dans la cuisse droite. Muller.

Horripilation sur le dos et claquement de dents. Gomez, obs. 12.

Horripilation sur le côté gauche, de bas en haut. Muller.

475. Horripilation sur la hanche gauche et l'abdomen, de bas en haut, avec céphalalgie frontale du côté gauche. Muller.

Légère élévation de la chaleur, avec fréquence et dureté du pouls. Krajeck, p. 29.

Augmentation de chaleur; élévation du pouls. Krajeck, p. 28.

Chaleur sèche sur tout le corps. Muller.

Le soir, en se mettant au lit, chaleur ardente sur tout le corps, avec sécheresse excessive de la langue, sans soif. Muller.

480. Chaleur ardente, surtout aux jambes, qu'elle est forcée de tenir hors du lit. C.

Elle ne souffre point la chaleur, elle désire la fraîcheur, le soir. C.

Frisson et froid, apparaissant d'ordinaire dans la matinée, la chaleur brûlante, le soir. Muller.

Sueur au moindre mouvement. Muller.

Sueur qui dura toute la nuit. Barbier, a.

485. Un peu de sueur sur la poitrine et dans la peau des mains. E. Moulin (1).

Afflux du sang vers les parties supérieures, la tête et la poitrine. Krajeck, p. 28.

Pouls ralenti donnant de soixante à soixante-dix pulsations. Mojoli.

(1) *Sueur dans l'intérieur des mains* avec accès de froid général, par intervalles (manifeste surtout aux bras), chez une fille de dix-huit ans, bien portante. J. O. Muller.

CINCHONINUM SULFURICUM.

Sub-sulfas cinchonini; sous-sulfate de cinchonine; Schwefel-saures cinchonin.

Ce sel, obtenu de la cinchonine par le même procédé que le sulfate de quinine l'est de la quinine, est cristallisé en prismes à quatre pans, durs, d'un blanc vitreux, moins amer que le sulfate de quinine, très-soluble dans l'eau et l'alcool, insolu-luble dans l'éther, fusible à la manière de la cire. Pour l'usage homœopathique, on peut faire toutes les atténuations à l'alcool, ou bien soumettre les trois premières à la trituration.

Le sulfate de cinchonine convient surtout aux individus ir-ritables, débiles, et aux constitutions florides, sanguines, ner-veuses.

Comme ce médicament agit lentement, il faut employer les triturations basses et répéter fréquemment les doses.

SOURCES.

Noack, *Hygea*, t. XVI, p. 170. 1842. — Piper, ibid., p. 162. — Birkner, ibid., p. 162. — Geyer, ibid., p. 167. — Fritz, ibid., p. 159. — Walther (Wilhelmine), servante, dix-sept ans, constitution veineuse, naturel doux, petite stature, yeux grands, foncés, teint blanc, cheveux noirs crépus, ibid., p. 157. — Madame M..., quarante-huit ans, taille élancée, habitus nerveux, ibid., p. 152. — Schwarze, la femme, ibid., p. 151. — Nieuwenhuis dans *Richter, Ausfierl. Arzneimitte-llehre*, I Bd., p. 559. — *Rust magazin*, vol. XII, cah. ii. Mé-nard, dans Gerson, *Julius magaz.*, vol. VII, cah. i, p. 193.

— Bérandi, dans Modei, *Annali univers. di med.*, nov., déc., 1829. — Barbier, *Traité élémentaire de matière médicale.* Bruxelles, 1838, p. 109. — Piestseh (Julienne), femme de chambre, vingt-cinq ans, brunette, élancée, constitution vei-neuse, teint de cire, faiblement menstruée, tempérament irritable, *Hygea*, p. 154. — Dietz (Wilhelmine), paysanne bien portante, âgée de dix-neuf ans, bien bâtie, formes molles, agréables, physionomie douce et caractère calme, ibid., p. 155. — Briquet, dans Rognetta, *Annales de thérapeutique*, etc. Paris, 1846-47, p. 461.

Les symptômes précédés d'un astérisque ont été observés chez des malades.

PHÉNOMÉNOLOGIE.

MORAL. *Anxiétés.* Ménard, au delà de dix grains dans les vingt-quatre heures; 179.

TÊTE. *Embarras de la tête, le matin, cessant à midi.* Birkner, huit grains; deuxième jour.

Embarras de la tête, plus fort en se baissant, et sensation d'hébétement dans la tête. Dietz; après deux fois deux grains.

Tête entreprise, céphalalgie pressive, une sorte d'étourdissement, chaleur plus forte à la tête, dégoût pour le travail et perte des idées. Birkner, huit grains; le deuxième jour.

5. *Embarras de la tête et céphalalgie frontale,* envahissant de préférence le côté droit, continuant l'après-dînée et cessant le soir. Noack, dix grains; le lendemain.

Tête entreprise et sensation comme si le cerveau avait augmenté de volume. Birkner, huit grains; le premier jour.

Vertige et embarras de la tête. Walther, deux grains; le septième jour.

Tête entreprise, le matin avec vertige, aggravée en se baissant. Fritz, six grains; le sixième et le septième jour.

* Vertige, céphalalgie, soif en marchant au grand air, l'après-midi. Walther, deux grains; le quatrième jour.

10. *Congestions vers la tête et chaleur.* Mad. M., un et deux grains; le deuxième jour; 27.

Congestions vers la tête. Berandi, après quinze à vingt grains; 185.

Chaleur dans la tête et surtout autour des yeux. Mad. M., deux grains; le deuxième jour; 185.

Chaleur dans la tête avec froid des extrémités, l'après-dînée quatre heures jusqu'au moment du coucher, et plus intense au bout de deux heures; en même temps peau sèche, brûlante. Birkner, huit grains; le deuxième jour; 190.

Pesanteur de la tête. Berandi, après quinze à vingt grains; l'après-midi. Birkner, huit grains; le premier jour; 200.

15. Tournoiements de tête. Briquet, par douze à dix-huit grains.

Céphalalgie martelante, occupant plutôt le côté gauche, s'exacerbant en portant le corps en avant, avec tremblement des membres et grande faiblesse musculaire. Fritz, six grains; le cinquième jour.

Douleur martelante dans le côté droit du cerveau, revenant périodiquement. Geyer, quatre grains; le sixième jour.

Céphalalgie. Ménard, plus de dix grains dans les vingt-quatre heures. Berandi, après quinze à vingt grains.

Tous les jours, le matin, céphalalgie envahissant toute la tête. Dietz, après deux fois deux grains.

20. Maux de tête, comme si la tête allait éclater, violente surtout dans l'occiput, avec tintements d'oreilles. Fritz, six grains; après deux à quatre jours; 200.

Douleur pressive sur la tête, comme si un poids lourd chassait le pariétal vers le cerveau. Geyer, quatre grains; le neuvième jour.

Douleur dans le lobe antérieur du cerveau, comme si un rais était tiré à travers toute la masse cérébrale de la partie indiquée, pendant la nuit. Geyer, quatre grains; le huitième jour.

Maux de tête dans le milieu du front, jusqu'au moment de se coucher. Fritz, douze grains; le troisième jour.

Céphalalgie frontale, pressant vers les yeux, la nuit et le lendemain, s'exacerbant par le mouvement et la marche, avec bruissement dans les oreilles. Mad. M., deux grains.

25. Douleur pressive dans le front. Geyer, quatre grains; le neuvième jour.

Céphalalgie frontale et pression au-dessus des yeux, l'aprèsmidi. Pierstch, un et deux grains; le deuxième jour.

Violente céphalalgie dans le front, se dirigeant vers l'occiput, le matin jusqu'à midi, puis cessant pendant deux heures, et recommençant pour durer jusqu'au moment de se coucher; en même temps tintements d'oreilles, chaleur dans la tête, toute la journée. Fritz, les douzième jour et suivants.

Céphalalgie pressive, surtout dans l'occiput et dans la région de la suture coronale, plus violente surtout le soir. Birkner, huit grains; le premier jour.

Céphalalgie au réveil, surtout dans l'occiput, améliorée après le lever. Birkner, huit grains; le troisième jour.

30. Sensibilité du cuir chevelu et sensation de tension dedans, douleur dans la racine des cheveux, comme si la peau était ulcérée, plus sur le côté droit. Geyer, quatre grains; après quatre semaines.

Chute abondante de cheveux. Fritz, six grains; pendant huit jours.

YEUX. Tuméfaction autour des yeux, sensible quand on ouvre les paupières. Piper, huit grains; le lendemain matin.

Sensation par moments, comme si les yeux étaient enfoncés dans la tête. Fritz, douze grains; le deuxième et le troisième jour.

Amas de beaucoup de chassie pendant la nuit. Geyer, quatre grains; le deuxième jour.

35. Pression dans les yeux. Walther, deux grains; le lendemain matin.

Obscurcissement devant les yeux, en fixant un objet. Dietz, après trois fois deux grains.

Ténèbres devant les yeux, par accès. Fritz, douze grains; le deuxième et le troisième jour.

Obscurcissement de la vue. Berandi, après quinze à vingt grains.

OREILLES. Chants et tintements dans les oreilles, cessant et recommençant fréquemment. Dietz, après deux fois deux grains; 20, 27.

40. *Bourdonnements d'oreilles.* Walther, deux grains; le troisième jour. Fritz, six grains; le quatrième jour. Berandi, après quinze à vingt grains; 24, 201.

NEZ. Épistaxis, le sang est très-liquide et d'un rouge clair. Piper, huit grains; le lendemain, l'après-midi.

FACE. *Air misérable, pâle, cercle gris bleu autour des yeux.* Fritz, douze grains, le troisième jour.

Pâleur de la face et yeux enfoncés. Dietz, après deux fois deux grains; le neuvième jour.

BOUCHE. *Augmentation de la sécrétion de la salive.* Berandi, après quinze à vingt grains; 67.

45. Enduit épais, jaune, cotonneux, à la racine de la langue, dont les bords sont humides. Fritz, six grains; les deuxième jour et suivants.

Soif, langue sèche avec enduit jaunâtre. Rust, après de fortes doses.

Sécheresse dans la bouche et le gosier. Rust, après de fortes doses.

Chaleur dans la bouche et forte soif. Dietz, après deux fois deux grains; le sixième et le septième jour.

GORGE. * *Grande sécheresse dans la gorge et âpreté, le matin.* Walther, deux grains; le quatrième jour; 128, 129.

50. *Grattement au larynx* (pendant une demi-heure). Piper, huit grains.

Chaleur dans l'intérieur de la bouche et de la gorge, comme si elles étaient brûlées. Dietz, après deux et trois fois deux grains.

Ardeur dans la gorge. Rust, après de fortes doses; 129.

Ardeur violente et forte chaleur dans la gorge. Barbier, quatre, six et huit jours; après une demi-heure à six heures; 129.

APPÉTIT. Goût pâteux avec bon appétit, adipsie et langue chargée muqueuse. Noack, dix grains; le deuxième jour.

55. *Goût amer*, passager, *se changeant au bout d'une ou de*

deux minutes en un goût douceâtre faible. Piper, huit grains. Noack.

Inappétence. Walther, deux grains; le deuxième jour. Birkner, huit grains.

Inappétence et plénitude dans l'estomac. Geyer, deux grains; le deuxième jour.

Il n'a pas d'appétit; satiété et plénitude après avoir pris un peu de soupe; fréquente émission de vents par le haut et par le bas. Geyer, quatre grains; 77, 93, 96, 200.

Peu d'appétit d'abord; mais, à dater du septième jour, fort appétit. Dietz, deux fois deux grains.

60. Faim sans appétit. Fritz, six grains; le deuxième jour.

Fort appétit. Fritz, six grains; le sixième et le septième jour.

Soif qui oblige à boire beaucoup d'eau, toute la journée, ou l'après-midi seulement. Noack, quatre grains; le troisième et le quatrième jour. Walther, deux grains; le deuxième jour; 10, 46, 66, 82, 185, 196, 201.

Soif toute la journée, émission de vents très-fétides, beaucoup de tranchées dans la région du nombril, toute la journée. Fritz, un grain; le premier jour.

Soif brûlante, persistant quelquefois jusqu'au lendemain. Barbier, quatre, six et huit grains; après une demi-heure à deux heures.

ESTOMAC. 65. Malaise. Berandi, après quinze à vingt grains.

Malaise, vents par le haut et par le bas (pendant plusieurs jours douleurs de coliques, constipation). Fritz, quatre grains le premier jour; 89.

* Malaise toute la journée, avec haut-le-corps, éructation d'air, et afflux d'eau à la bouche. Walther, deux grains; le deuxième jour; 44.

* Malaise et haut-le-corps, dans la matinée, avant le repas, se dissipant promptement. Walther, deux grains; le quatrième jour.

* Envies de dormir. Barbier, quatre, six et huit grains; après une demi-heure à deux heures.

70. *Vomissements.* Nieuwenhuis, Ménard, Barbier.

* Malaise et fréquentes éructations aigres, avant midi. Walther, deux grains; le deuxième jour.

Éructations. Fritz, deux grains; après deux, trois et sept jours. Rust, après de fortes doses, avec soif. Fritz, six grains; le quatrième jour, avec borborygmes dans le ventre. Mad. M., un et deux grains; après une heure; 201.

Renvois ayant le goût d'œufs pourris. Geyer, deux grains; le deuxième jour.

Fréquentes éructations, ballonnement du ventre et forts borborygmes. Dietz, deux fois deux grains.

75. Soda, éructation d'air, borborygmes dans le ventre avec appétit bon et selle normale. Mad. M., deux grains; le deuxième jour.

Pression dans l'estomac. Geyer, quatre grains; le cinquième jour, même le soir après le repas. Birkner, quatre grains; après deux heures.

Raclement dans l'estomac. Geyer, deux grains; le deuxième jour.

Sensation douloureuse de plénitude et pression dans l'estomac, après le dîner. Geyer, deux grains; le deuxième jour; 93.

Chaleur dans l'estomac, qui descend de là vers le bas-ventre, et remonte vers la poitrine et la tête. Barbier, quatre, six et huit grains; après une demi-heure à deux heures.

80. *Forte chaleur dans l'estomac.* Rust, après de fortes doses.

Ardeurs dans l'estomac et la partie inférieure du gosier. Geyer, quatre grains; le quatrième jour.

Chaleur dans l'épigastre. Rust, après de petites doses.

VENTRE. * *Chaleur dans le ventre, forte soif, fréquent besoin d'aller à la selle avec évacuation d'un peu d'excréments et ardeur douloureuse dans l'anus.* Barbier, quatre grains; 103, 104, 114.

* Battements dans la région égigastrique. Barbier, quatre, six et huit grains; après une demi-heure à deux heures.

85. Douleur pressive dans le creux de l'estomac, très-intense. Walther, deux grains; le deuxième jour, l'après-dînée. Geyer, quatre grains; le quatrième jour; 96, 200.

* *Contractions musculaires anormales du canal intestinal et violentes coliques.* Barbier, quatre, six et huit grains: après une demi-heure à deux heures.

* *Mouvement et gonflement du canal intestinal.* Barbier, quatre, six et huit grains; après une demi-heure à deux heures.

Ballonnement du ventre après le repas. Fritz, six grains; le deuxième jour.

Tension du ventre, éructation d'air, émission de vents. Piertsch, deux grains; le deuxième jour.

90. *Région de l'estomac sensiblement tendue, circulation de flatuosité dans le ventre, malaise après le repas, pendant plusieurs heures et selle abondante, normale au commencement, puis diarrhéique.* Noack, quatre grains; le premier jour, deux heures après la dose; 66.

Tension du ventre, tiraillement incisif dans le bas-ventre et besoin d'uriner, soulagé après l'émission d'une grande quantité d'urine très-claire, comme de l'eau, la nuit. Noack, quatre grains; le troisième jour; 115.

* Ballonnement du ventre et violentes tranchées qui causent des angoisses. Noack, un demi-grain.

Maux de ventre. Berandi, après dix-huit à vingt grains.

Léger pincement et circulation dans le ventre, le matin, au réveil (pendant une heure), bas-ventre tendu, avec plénitude et pesanteur, comme s'il y avait une pierre dedans (toute la journée et ne cessant que le soir), émission de vents très-puants. Noack, dix grains; le deuxième jour; 77, 96, 200.

95. Tranchées dans la région épigastrique, surtout du côté droit, durant toute la journée, borborygmes dans le ventre et constipation. Fritz, six grains ; le deuxième et le quatrième jour.

Tranchées légères dans le misogastre, forçant à se ployer en deux, remontant plus tard vers l'épigastre et durant deux heures. Noack, quatre grains; le deuxième jour.

Tranchées, sensation de plénitude dans le ventre, douleur dans le creux de l'estomac, s'exacerbant par la pression et durant toute la journée, oppression de la poitrine et respiration rapide. Birkner, huit grains ; le premier jour ; 77, 93, 200.

Douleur continuelle dans la région hypogastrique, par derrière, comme produite par une accumulation de vents. Geyer, quatre grains; le cinquième jour.

*Maux de ventre continuels dans le côté gauche du bas-ventre, comme un raclement et un griffement. Walther, deux grains; le troisième et le quatrième jour.

100. Douleurs lancinantes dans les hypocondres, partant du dos, cessant quand elle est debout ou assise, reparaissant quand elle est couchée et en toussant. Dietz, deux grains; à partir du cinquième jour; 145.

Élancement dans les côtés par accès, tantôt dans l'un, tantôt dans l'autre, s'exacerbant surtout par le mouvement. Dietz, deux grains.

SELLES. *Émission de beaucoup de vents par le haut et par le bas. Birkner, huit grains; le premier et le deuxième jour. Rust, après de fortes doses; 58, 63, 66, 73, 88, 89, 93, 200.

Constipation. Birkner, quatre grains; le quatrième et le cinquième jour. Noack, quatre grains; le quatrième et le cinquième jour. Barbier, quatre, six et huit grains. Rust, après de fortes doses; 84.

Après une constipation de plusieurs jours, évacuations d'excréments très-solides, épais, avec constriction de l'anus vigoureux, douleur incisive sourde dans l'anus (se dirigeant de là en avant jusque dans la région ombilicale) et picotements dans le creux de l'estomac. Geyer, quatre grains; le onzième jour.

105. *Selle dure en gros morceaux, sanguinolente, avec violentes douleurs incisives à leur sortie à travers l'anus. Noack, fréquemment chez des individus atteints de fièvre intermittente.

*Selle dure, peu copieuse. Walther, deux grains, le deuxième jour; 82.

*Deux ou trois selles dures avec ténesme. Barbier, quatre, six et huit grains.

*Selle paresseuse. Birkner, quatre grains; le deuxième jour.

*Selle abondante, foncée, brun vert, solide, causant des dou-

leurs à l'anus à son passage. Noack, dix grains ; le deuxième jour.

110. *Selle en bouillie épaisse, sortant lentement malgré la pression,* avec constriction de l'anus très-flasque, comme s'il était paralysé, et si le rectum était rétréci. Geyer, quatre grains; le troisième jour.

Besoin d'aller à la selle et selle copieuse excessivement pénible. Noack, quatre grains; le troisième jour.

Selle molle, en bouillie. Birkner, huit grains. Fritz, douze grains; le deuxième et le troisième jour. Walther, deux grains; le deuxième jour. Piertsch, un et deux grains ; plusieurs jours de suite.

Évacuation plus facile d'une selle molle et diarrhéique. Dietz, deux grains, le premier, le quatrième et le cinquième jour.

Diarrhée. Berandi, après quinze à vingt grains; 89.

115. Fréquemment prurit indolent et chatouillement dans l'orifice de l'anus, que l'action de gratter fait cesser. Geyer, quatre grains; le troisième jour.

URINE. *Fréquent besoin d'uriner avec douleurs passagères dans les uretères, émission d'une grande quantité d'urine qui dépose un épais sédiment blanc, et ensuite cessation des douleurs.* Piertsch, un et deux grains; 90.

Augmentation de la sécrétion des urines avec sensation brûlante au passage à travers l'urètre. Fritz, six grains; le deuxième jour.

Augmentation de la sécrétion et de l'excrétion des urines. Walther, deux grains; le deuxième et le troisième jour. Dietz, deux grains; le troisième jour. Birkner, quatre grains ; les deuxième jour et suivants. Noack, quatre grains; le troisième, le quatrième et le cinquième jour ; dix grains; le deuxième jour. Fritz, douze grains; le troisième jour.

Diminution de la sécrétion et de l'excrétion des urines. Noack, quatre grains; le sixième jour. Birkner, quatre grains. Piper, huit grains.

120. Urine trouble, après de fortes doses.

Urine saturée, contenant une grande quantité d'acide phosphorique libre. Noack, dix grains; le deuxième jour.

Urine aqueuse, à réaction fortement acide, se décomposant facilement et se couvrant d'une pellicule chatoyante. Noack, quatre grains; le troisième jour.

Urine de couleur pâle, déposant un sédiment muqueux vert brun. Piper, huit grains.

Urine aqueuse se décomposant facilement, et déposant un sédiment jaune rougeâtre. Noack, quatre grains; le quatrième jour.

125. L'urine lâchée dans le courant de l'urine dépose un sédiment briqueté. Piper, huit grains.

Sédiment blanc dans l'urine. Fritz, six grains, le troisième jour.

PARTIES GÉNITALES. Grande excitation de l'appétit sexuel avec érections, l'après-midi. Geyer, quatre grains ; le septième jour; 179.

Les règles avancent d'une semaine et sont beaucoup plus faibles que d'ordinaire. Dietz, après trois fois deux grains.

LARYNX. *Enrouement, âpreté dans la gorge.* Dietz, après trois fois deux grains; pendant des semaines; 49.

130. *Enrouement, sensation comme si la gorge avait été brûlée par une boisson chaude et comme s'il y avait quelque chose dans le larynx.* Dietz, après deux fois deux grains; 52, 53.

Toux grasse, avec expectoration muqueuse venant de très-profond. Dietz, après trois fois deux grains.

Toux grasse avec effort, ébranlant la tête, avec douleur pressive sous le sternum. Dietz, après deux fois deux grains; 140.

Mucosité bronchiale visqueuse, se détachant avec peine. Noack, dix grains, le cinquième jour.

POITRINE. Perte de la respiration en marchant vite. Dietz, après trois fois deux grains.

135. Sensation comme si la poitrine était creuse et vidée, en sorte qu'il respire avec une facilité particulière, au réveil. Noack, dix grains; le lendemain matin.

Respiration sifflante, oppression de la poitrine, sensation comme si la poitrine était entièrement vide, et douleurs lancinantes dans la gorge comme des coups d'aiguilles. Fritz, six grains; le deuxième jour.

Rétrécissement de la cage thoracique, comme si les côtes étaient rapprochées en avant. Geyer, quatre grains; le troisième jour.

Douleurs de poitrine. Fritz, douze grains; le quatrième jour.

Tension douloureuse à travers la poitrine. Geyer, quatre grains; le septième jour.

140. Pression sur le sternum. Geyer, quatre grains; le neuvième jour.

Douleur pressive sous le sternum, avec la sensation comme si l'extrémité inférieure était tirée en dedans ou comprimée, réveillant la nuit. Geyer, deux grains; le quatrième et le cinquième jour; 131.

Élancement dans la poitrine, plutôt du côté droit, vers le creux de l'estomac. Fritz, douze grains; le deuxième et le troisième jour.

Élancements dans les cartilages dans les cinquième et sixième côtes du côté gauche, le matin dans le lit. Geyer, quatre grains; le sixième jour.

DOS. Roideur douloureuse de la nuque. Geyer, deux grains; le deuxième jour.

145. Déchirement dans le dos, se dirigeant vers l'épaule droite, et tension douloureuse vers la nuque, sensible pendant le mouvement. Mad. M., deux grains; le deuxième jour.

Douleurs lancinantes dans tout le dos, surtout violentes et continuelles entre les épaules. Dietz, après deux fois deux grains; à partir du cinquième jour; 99.

* Maux de dos entre les deux épaules, avant midi. Walther, deux grains; le deuxième jour.

* Douleur vive à la pression des deuxième et troisième vertèbres dorsales, le matin. Walther, deux grains; le troisième jour.

Sensation de brisement dans le sacrum, le soir, sans effort. Geyer, quatre grains; le cinquième jour.

EXTRÉMITÉ SUPÉRIEURE. 150. *Tiraillements dans les bras*

et dans les os des extrémités. Geyer, quatre grains; après six semaines; 154.

Douleur de brisure à l'insertion du muscle deltoïde; il peut à peine supporter le contact de son habit sur les épaules. Geyer, quatre grains; le huitième jour; 158.

Tressaillements involontaires des deuxième et troisième doigts de la main gauche et douleur crampoïde, tantôt ici, tantôt là, dans la main droite, sans mouvement de la main ou des doigts. Geyer, quatre grains; le huitième jour.

EXTRÉMITÉ INFÉRIEURE. Lassitude dans les cuisses, le soir. Noack, quatre grains; le premier jour.

Fatigue dans les pieds. Walther, deux grains; le deuxième jour.

155. * OEdème autour des malléoles. Noack, chez un individu atteint de fièvre intermittente.

SYMPTOMES GÉNÉRAUX. *Douleurs et tiraillements dans les membres.* Barbier, quatre, six et huit grains; après une demi-heure à deux heures; 149.

Fatigue et sensation de brisure dans tous les membres. Piertsch, six grains; le deuxième et le troisième jour; 184.

Sensation de brisure de tout le corps, le matin au réveil, disparaissant encore dans la matinée. Noack, dix grains.

Grande fatigue le matin, sensation de brisure dans la partie supérieure du bras. Geyer, quatre grains; le troisième jour; 150.

160. Lassitude générale, par douze à dix-huit grains. Briquet.

Grande lassitude après un sommeil non interrompu. Geyer, deux grains; le deuxième jour.

Difficulté ou impossibilité de marcher ou à se tenir debout. Briquet.

Grand abattement prédominant et persistant. Geyer, quatre grains; le sixième jour.

Tremblement des membres et lassitude. Dietz, après deux fois deux grains; 16.

165. Tremblement des membres. Fritz, six grains; le quatrième jour.

Engourdissement des membres dans toutes les positions en étant assise. Fritz, six grains; le quatrième jour.

Sensation de légèreté intérieure extraordinaire dans les membres. Piertsch, un grain; le quatrième jour.

Diminution du volume du corps. Fritz, douze grains.

Relâchement et paresse. Geyer, deux grains; le cinquième jour.

170. Incapacité pour le travail, perte des idées. Birkner, huit grains; le deuxième jour; 4.

SOMMEIL. Insomnie. Briquet, douze à dix-huit grains.

Somnolence, fatigue et tremblement. Fritz, douze grains; le troisième jour.

Sensation d'assoupissement autour des yeux, les paupières tombent de lassitude. Mad. M., deux grains; le deuxième jour.

Lassitude et somnolence. Mad. M., deux grains; le deuxième jour.

175. Sommeil paisible, profond, sans rêve, mais non réparateur. Noack, dix grains.

Sommeil agité. Fritz, un grain; le premier jour. Birkner, huit grains; la première et la deuxième nuit.

* Nuit agitée, fréquents réveils. Walther, deux grains; la deuxième nuit.

Sommeil plein de rêves, rêves anxieux. Geyer, deux grains; le deuxième jour.

Sommeil plein de rêves, réveil en sursaut. Mad. M., deux grains, la deuxième nuit.

180. Rêve angoissant. Geyer, quatre grains; le huitième jour.

Cauchemar dans la nuit, bientôt après rêves lascifs et érections douloureuses. Geyer, quatre grains, le septième jour, 126.

FIÈVRE. Grand abattement après le dîner avec beaucoup de bâillements et pandiculations. Geyer, quatre grains; le premier jour.

Grand abatiement pendant les neuf premiers jours, insupportable surtout les cinq ou six premiers, où, malgré la fraîcheur de la température, *les bâillements et les pandiculations ne cessent pas.* Geyer, quatre grains.

FROID. Bientôt après la prise, revenant plusieurs fois dans la matinée. Birkner, huit grains.

185. * Froid intérieur, à différentes reprises horripilations depuis dix heures du matin jusqu'à midi, non suivi de chaleur sèche ni de sueur. Walther, deux grains, le deuxième jour.

Froid le matin au lit, avec tranchées, gargouillements dans le ventre, pulsations dans la région de l'estomac, froid surtout dans le creux de l'estomac, émission de vents, plus tard selles diarrhéiques. Birkner, quatre grains; le troisième jour.

Froid toute la journée et claquement des dents, grand abattement au point de pouvoir à peine traîner les jambes, le soir chaleur au front, se répandant sur tout le corps, la nuit soif et violente sueur, avec maux de reins, endolorissement de tout le corps, surtout des yeux, des oreilles et des parties génitales. Fritz, six grains; le deuxième jour.

* Froid d'une demi-heure, hors de l'accès, avec soif, inappétence, respiration courte, grande lassitude dans les jambes, gonflement des pieds, pensées sombres, mélancoliques. Noack, après quatre fois trois grains ; dans les vingt-quatre heures; chez un homme atteint d'une fièvre quarte, dont l'accès attendu n'eut pas lieu.

Peau sèche, veines gonflées. Noack, dix grains ; le lendemain matin.

190. Chaleur de la peau. Rust, après de fortes doses; 13.

Chaleur sèche continuelle. Dietz, après trois fois deux grains.

Violente chaleur sur tout le corps, avec forte turgescence des veines de la peau. Birkner, huit grains; le premier jour; 200.

Chaleur continuelle et sueur, surtout pendant la nuit. Dietz, après deux fois deux grains.

Sueur au front, pendant un mouvement modéré. Geyer, quatre grains; le huitième jour.

195. Sueur entre les omoplates, pendant la nuit; plus tard prurit, forçant à gratter. Geyer, quatre grains.

Légère diaphorèse. Rust, après de petites doses.

Abondante transpiration la nuit, et le matin lassitude. Fritz, douze grains ; le quatrième jour. Geyer, quatre grains ; le premier et le deuxième jour.

Abondante transpiration nocturne avec malaise et soif. Fritz, douze grains.

Les symptômes disparaissent le second jour et ne se manifestent que le premier et le troisième. Noack, quatre grains ; Birkner, quatre grains.

200. De deux jours l'un, la sécrétion et l'excrétion des urines augmentent et diminuent (1). Birkner, quatre et huit grains.

* Amendement du paroxysme d'une fièvre tierce, avec ballonnement du ventre et tranchées causant de violentes angoisses. Noack, un demi-grain.

Froid, le matin, revenant plusieurs fois avant midi ; pouls dur, accéléré, rapide ; tête entreprise, sensation d'augmentation du volume du cerveau, douleur dans le creux de l'estomac, tranchées, sensation de plénitude dans le ventre, inappétence, émission de vents par le haut et par le bas ; le soir, céphalalgie, surtout dans l'occiput, chaleur sur tout le corps avec forte turgescence des veines cutanées et grande lassitude. Birkner, huit grains ; le lendemain matin.

Bruissement d'oreilles, soif, rapports, grand abattement, tremblement des membres ; le soir, froid, chaleur sèche, et, la nuit, sueur douceâtre, ayant une odeur morbide et copieuse. Fritz, six grains ; le troisième jour.

Pouls accéléré. Birkner, quatre et huit grains ; Berandi, après quinze et vingt grains.

205. Pouls fréquent, un peu accéléré et dur. Birkner, huit grains.

Le pouls s'élève. Rust, après de petites doses.

Pouls plus grand, plus fort, presque ondoyant, après midi. Noack, dix grains ; le deuxième jour.

Pouls faible, petit, facile à déprimer. Noack, quatre grains ;

(1) Le pouls semble aussi avoir été, chez Birkner, plus fréquent de deux jours l'un, après la prise de quatre et de huit grains ; mais la différence est si légère, qu'une erreur est possible.

le deuxième et le troisième jour; dix grains le lendemain matin.

* Pouls petit, rapide, mou, régulier, le soir. Walther, deux grains; le deuxième jour.

210. Pouls petit, faible, mou, lent, régulier. Dietz, huit grains après les derniers deux grains.

Abaissement notable dans le pouls; par douze à dix-huit grains. Briquet.

Pouls inégal. Birkner, huit grains; le troisième jour.

SYMPTÔMES EN GROUPES.

1.

Céphalalgie, anxiétés et vomissements.

2.

Maux de tête, envahissant toute la tête, s'exacerbant en se baissant, avec sensation d'hébétement.

3.

Céphalalgie périodique, plutôt du côté gauche, s'exacerbant en se baissant, tremblement des membres et grande faiblesse musculaire.

4.

Céphalalgie, vents excessivement puants, borborygmes et grouillements dans le ventre.

5.

Tête entreprise, le matin, avec vertige, s'exacerbant en se baissant; chute des cheveux.

6.

Céphalalgie occupant toute la tête, le matin; souvent tintements et chants dans les oreilles, forte soif, chaleur dans la bouche, appétit peu prononcé au commencement, mais fort plus tard, fréquents rapports, ventre ballonné, forts borborygmes.

Toux grasse, pénible, ébranlant la tête avec douleur pressive sous le sternum et enrouement avec la sensation comme si la gorge était brûlée par une boisson chaude et comme s'il y avait quelque chose dedans.

Sueur nocturne, tremblement des membres, abattement.

7.

Congestion vers la tête, avec chaleur (surtout autour des yeux), céphalalgie frontale pressant vers les yeux, s'exacerbant par le mouvement, sensation d'assoupissement autour des yeux, bruissements dans les oreilles, rapports et borborygmes dans le ventre.

8.

Céphalalgie frontale, pression sur les yeux, fréquentes selles molles, violent besoin d'uriner avec douleurs dans les deux côtés de l'hypogastre, vers le pubis, émission d'une grande quantité d'urine floconneuse, très-blanche, sédimenteuse, suivie de la cessation des douleurs du bas-ventre.

9.

Violente céphalalgie frontale, se dirigeant vers l'occiput; chaleur dans la tête, sensation comme si les yeux étaient enfoncés dans la tête, obscurcissement de la vue, par moments, tintements d'oreilles, selle paresseuse, élancements dans la poitrine, du côté droit, vers le creux de l'estomac.

10.

Violente céphalalgie frontale; le soir, froid; la nuit, sommeil agité, plein de rêves.

11.

Douleur pressive sur la tête, comme si un poids lourd chassait le pariétal vers le cerveau; douleur pressive dans le front et sous le sternum.

12.

Douleur vers les lobes antérieurs du cerveau, comme si un rets était tiré à travers toute la moelle cérébrale; douleur de brisure dans les bras, dans la région de l'insertion du muscle deltoïde; sueur au front après un léger mouvement au grand air, mouvements involontaires et tressaillements dans les deuxième et troisième doigts de la main gauche, et douleur de crampe dans la main droite, tantôt ici, tantôt là.

13.

Obscurcissement de la vue dès qu'on fixe un objet, chaleur sèche de la tête, pouls petit, faible, lent, régulier, règles précoces et faibles.

14.

Gonflement de la face, surtout autour des yeux (le matin), épistaxis (l'après-midi); le matin, urine pâle, fétide, avec sédiment muqueux, brun-vert, et, dans la journée, urine saturée avec dépôt briqueté.

15.

Face pâle, air misérable, cercles gris-bleu autour des yeux, céphalalgie frontale, soif, abattement, somnolence, tremblement, sécrétion des urines augmentée, forte sueur nocturne.

16.

Chaleur dans le gosier, violente douleur dans le creux de l'estomac, coliques avec brûlures, borborygmes et grouillements dans le bas-ventre, et vomissements.

17.

Augmentation de la sécrétion de la salive, malaise, maux de ventre, diarrhée, accélération du pouls, céphalalgie, pesanteur de la tête, afflux de sang vers la tête, obscurcissement de la vue, bruissements dans les oreilles.

18.

Manque d'appétit, sensation de plénitude et de pression dans l'estomac, éructation comme d'œufs pourris, grand abattement.

19.

Soif, inappétence, respiration courte, grande lassitude dans les jambes, enflure des pieds, pensées sombres, mélancoliques.

20.

Soif violente, sensation de chaleur très-forte dans le creux de l'estomac, dans le ventre et dans les lombes; deux selles.

21.

Soif, tranchées dans la région ombilicale, vents puants, constipation, sommeil agité.

22.

Éructation d'air, circulation dans le ventre, tension du ventre, forte émission de vents, sensation de légèreté intérieure dans les membres.

23.

Malaise, éructations, émission de vents, constipation.

24.

Fort malaise, beaucoup de soif et sueur, sommeil agité dans la nuit.

25.

Malaise, hauts-le-corps, rapports d'air, afflux d'eau à la bouche, appétit diminué, soif, émission d'une grande quantité d'urine, selle dure, horripilation (avant midi), tête entreprise avec pression autour des yeux, vertige, grand abattement dans les pieds, pouls rapide, peu accéléré, mou, régulier.

26.

Vomissements répétés, ballonnement douloureux de l'estomac, forte chaleur dans le ventre, colique légère, constipation et durée plus longue du paroxysme fébrile.

27.

Ardeur dans l'estomac et la partie inférieure du gosier, fréquente sensation de pression dans le creux de l'estomac.

28.

Forte chaleur dans l'estomac, sécheresse de la bouche et du gosier, soif, langue sèche avec enduit jaunâtre, ardeur dans la gorge, rots, vents, constipation, chaleur de la peau et urine trouble.

29.

Pression dans la région de l'estomac, pouls accéléré, urine déposant un sédiment.

30.

Chaleur dans l'épigastre, pouls élevé, légère diaphorèse.

31.

Chaleur dans le ventre, forte soif, selles très-fréquentes, mais très-peu copieuses, et ＿＿eurs douloureuses dans l'anus.

52.

Mouvements et ballonnements du canal intestinal, battements dans la région épigastrique, colique, forte chaleur dans l'estomac, s'étendant vers la poitrine et la tête, forte surtout dans la gorge, soif, selle dure avec ténesme, envies de dormir, douleurs et tiraillements dans les membres.

53.

Douleur continuelle à travers la partie postérieure de la région hypogastrique, comme par des vents incarcérés, pression d'estomac, sensation de brisure dans les reins.

54.

Légère circulation dans le ventre, flatuosités, tension douloureuse de la région de l'estomac, malaise pendant plusieurs heures après le dîner; selle abondante, de consistance ordinaire au commencement, diarrhéique ensuite.

55.

Légères tranchées dans le mésogastre, qui obligent à se ployer; plus tard dans l'épigastre; soif, besoin d'uriner, sécrétion urinaire augmentée, urine couverte d'une pellicule chatoyante, envie d'aller à la selle avec évacuation d'excréments mous sortant très-difficilement, tension nocturne du ventre, tiraillement incisif dans le bas-ventre, pouls petit, faible.

56.

Douleur de raclement et de griffement dans le côté gauche du bas-ventre, grande sécheresse et âpreté de la gorge, malaise passager et envie de vomir, céphalalgie avec vertige en marchant et violente soif.

57.

Mal de ventre, selle dure et douloureuse, inappétence, tournoiement dans la tête.

58.

Élancements dans les hypocondres, s'exacerbant par le mouvement, se dirigeant de là vers le dos et l'occupant successivement dans toute sa longueur, violents surtout entre les omoplates.

39.

Après une constipation de plusieurs jours, excréments durs, épais (avec constriction de l'anus énergique), douleur sécante sourde dans l'anus s'étendant de là jusque dans la région ombilicale et élancements aigus dans le creux de l'estomac.

40.

Selle dure, solide, sanguinolente, en grosses masses solides avec violente douleur sécante au passage à travers l'anus.

41.

Grand abattement, augmentation considérable de la sécrétion et de l'excrétion des urines, se troublant bientôt et déposant un sédiment fin jaune rougeâtre.

42.

Roideur de la nuque et pression sous le sternum.

43.

Déchirement dans le dos, vers les épaules; douleurs et tension de la nuque pendant le mouvement, soda, renvois d'air, borborygmes dans le ventre, lassitude et somnolence, sommeil plein de rêves et réveil en sursaut.

44.

Douleurs dans le dos entre les épaules, douleur pressive dans le creux de l'estomac et la région du foie, malaise, fréquents renvois aigres, bourdonnement dans les oreilles, augmentation considérable de la sécrétion et de l'excrétion des urines.

45.

Douleurs lancinantes dans le dos se dirigeant de là vers les hypocondres, cessant dans la position assise et debout, revenant en étant couché et en inspirant.

Enrouement, sensation de chaleur et de brûlure dans l'intérieur de la bouche et de la gorge, perte de la respiration en

*marchant vite. Toux grasse, avec expectoration muqueuse ve-
nant de la profondeur de la poitrine.*

46.

Grand abattement, sensation de brisure du bras à l'insertion du muscle deltoïde, prurit insupportable et chatouillement à l'anus, oppression de la poitrine, comme si les côtes
étaient comprimées en avant, et selle en bouillie épaisse, sortant lentement.

47.

Élancements dans les cartilages des cinquième et sixième
côtes, douleur martelante, revenant quelquefois, dans le côté
droit du front et grand abattement.

48.

Cauchemar, la nuit, rêves lascifs et érections douloureuses,
grande excitation de l'appétit vénérien (l'après-midi) et érections, tensions douloureuses à travers la poitrine.

49.

Grand abattement, l'après-midi, pandiculation, sensation
de plénitude; après le plus léger repas.

50.

Froid, maux de tête, de reins, de ventre, et diarrhée.

51.

Froid dans le lit, pulsation dans l'estomac et sensation de
froid dans l'estomac, tranchées, borborygmes dans le ventre,
émission de vents par le bas, selle en bouillie.

52.

Horripilations, pouls accéléré, rapide, dur; tête entreprise
(augmentant d'intensité le soir) et sensation comme si le cerveau avait augmenté de volume; tranchées, sensation de plénitude dans le ventre; douleur dans le creux de l'estomac,
que la pression exaspère, selle molle, oppression de la poitrine avec respiration accélérée. Plus tard inappétence, fréquents renvois, émission de vents par le bas, le soir violente
chaleur sur tout le corps avec forte turgescence des veines cutanées et grande lassitude.

53.

Sueur, surtout entre les omoplates; prurit, la nuit, grand abattement avec beaucoup de pandiculations la veille.

54.

Céphalalgie, comme si la tête allait éclater, surtout dans l'occiput; tintements d'oreilles; langue avec fort enduit jaune cotonneux à sa base; faim sans appétit, ballonnement du ventre après avoir mangé; tranchées dans la région épigastrique, surtout à droite; constipation, augmentation de la sécrétion des urines et ardeur dans l'urètre en urinant; douleurs lancinantes dans la gorge, comme de piqûres d'épingles, en avalant; respiration sifflante, oppression de poitrine, sensation de vide dans la poitrine, froid et claquement des dents ; grande lassitude dans les pieds, engourdissement des membres en étant assis, dans toutes les positions; le soir chaleur dans le front qui s'étend de là sur tout le corps; sueur violente et soif dans la nuit, maux de reins, endolorissement de tout le corps, surtout des yeux, des oreilles et des parties génitales.

Ou bien les mêmes symptômes surtout avec bourdonnements dans les oreilles, soif, rapports, grand abattement, tremblement des membres ; le soir, froid et ensuite chaleur sèche ; la nuit, sueur douceâtre et répandant une odeur morbide; urine avec sédiment blanc.

55.

Le matin, après un sommeil agité, tête entreprise, après midi, chaleur continuelle de la tête avec extrémités froides, surtout le soir, avec chaleur générale, brûlante, et sécheresse de la peau, émission de beaucoup de vents par le haut et par le bas; tête plus fortement entreprise, céphalalgie pressive, étourdissement ; dégoût pour le travail et perte des idées ; urine sédimenteuse.

56.

Sommeil non réparateur ; sensation de brisure dans le dos (surtout entre les omoplates), les côtes et les extrémités, léger pincement dans le ventre, bas-ventre tendu, plein, lourd; langue chargée d'une couche légère de salive; goût pâteux; appétit bon; accumulation de mucus bronchial visqueux, se détachant difficilement; sensation dans la poitrine, comme si elle était creuse et vide; sécheresse de la peau, gonflement des veines de la peau; plus tard selle abondante de couleur foncée vert-brun, et en masses épaisses, qui affectent douloureusement l'anus; sensation de pesanteur de l'abdomen après avoir mangé, comme s'il y avait une pierre; tension du ventre, émission de vents puants; tête entreprise; céphalalgie frontale, surtout à droite; pouls petit, faible, facilement dépressible, le matin, grand et presque ondoyant; l'après-midi.

57.

Lassitude générale, tournoiement de tête; difficulté ou impossibilité de marcher ou de se tenir debout; abaissement notable dans le pouls, insomnie.

TABLEAU COMPARATIF DES EFFETS DE LA CINCHONINE ET DE LA QUININE.

TÊTE. Symptômes communs à la cinchonine et à la quinine.

Embarras, pesanteur de la tête, vertige, céphalalgie frontale, *céphalalgie martelante, maux de tête s'exacerbant en se baissant, chaleur dans la tête, congestion vers la tête*, sensibilité des téguments de la tête.

Symptôme particulier à la cinchonine.

Affection de l'occiput.

Symptômes particuliers à la quinine.

Céphalalgie frontale et vertige; sensation de vide dans la tête; céphalalgie lancinante, *difficulté à réfléchir; ivresse, étourdissement, fureur, délire, coma.*

FACE. Symptômes communs à la cinchonine et à la quinine.

Obscurcissement de la vue, tintements d'oreilles, épistaxis, chaleur autour des yeux, *air misérable, face pâle, yeux enfoncés.*

Symptôme propre à la cinchonine.

Pression dans les yeux.

Symptômes particuliers à la quinine.

Chaleur de la face, qui, après la prise de la cinchonine, ne se manifeste que par une sensation de chaleur autour des yeux. *La sensibilité des yeux à la lumière et la photopsie*, semblent appartenir exclusivement à la quinine.

CAVITÉ BUCCALE, GORGE, APPAREIL DIGESTIF. La cinchonine et la quinine ont de commun :

Grattement et brûlure dans la gorge ; sensation comme s'il y avait quelque chose dans la gorge, *sécheresse de la langue,* couverte en partie d'un enduit jaune; *sécheresse dans la bouche et le gosier,* enduit muqueux de la langue, *augmentation de la sécrétion de la salive, goût pâteux, amer, soif, inappétence,* faim *sans appétit, fort appétit, renvois, soda, malaise, vomissements, pression dans l'estomac et raclement, plénitude et tension de la région de l'estomac, surtout après le repas, sensation de chaleur et chaleur dans l'estomac et le ventre,* douleurs lancinantes dans les hypocondres, *tranchées, tension et ballonnement du ventre, circulations et borborygmes dans le ventre, colique venteuse, émission abondante de vents par l'anus, selle lente, constipation, sortie pénible d'excréments durs ou mous, diarrhée,* et sensation de chaleur dans l'anus.

La cinchonine se distingue par : *Chaleur plus forte dans l'intérieur de la bouche et de la gorge,* comme causée par une brûlure; on ne trouve chez la quinine ni les rapports putrides, ni les battements dans la région épigastrique ; la cinchonine paraît provoquer plus d'élancements dans les hypocondres que la quinine; en outre, les selles dures semblent plus particulièrement appartenir à la cinchonine, de même que les *selles dures avec ténesme, évacuation de fèces en grandes masses, dures, solides et sanguinolentes, causant des douleurs incisives en traversant l'anus,* ce qui ne se rencontre pas chez la quinine.

La quinine, par contre, provoque plusieurs phénomènes qui sont entièrement étrangers à la cinchonine (en tant qu'ils ne sont point signalés dans nos expérimentations), ou qui se manifestent d'une manière moins frappante. Tels sont : exanthème dans la bouche, lèvres bleues, excoriation aux gencives, mal de gorge en avalant, mucus visqueux dans la gorge, *renvois amers, dégoût*, hoquets et vomituritions, *faim canine et abattement causé par la faim, tuméfaction du foie et de la rate*, pression dans la région du foie, douleur dans la région de la rate, déchirement dans le ventre, diarrhée, mouvement hémorrhoïdal, plus sortie par l'anus de sang artériel.

VOIES URINAIRES ET PARTIES GÉNITALES. Symptômes communs à la cinchonine et à la quinine.

Augmentation de la sécrétion et de l'excrétion de l'urine; urine trouble, urine pâle qui dépose des matières solides, un sédiment briqueté, cristallin et blanc, *provocation des règles.*

Symptômes propres à la cinchonine :

Ardeur dans l'urètre au passage de l'urine ; besoin d'uriner précédé de douleurs dans les uretères, émission d'une grande quantité d'urine et cessation des douleurs ; urine aqueuse, se décomposant facilement, à réaction très-acide, couverte d'une pellicule chatoyante ; sédiment brun-vert.

Ces symptômes d'exaltations dans la sphère sexuelle de l'homme ne sont pas provoqués par le sulfate de quinine, qui y cause plutôt une dépression notable. Cependant j'ai publié dans *Journal für Arzneinttellther*, Bd. s. 261, une observation où la quinine muriatique a provoqué une hémiplégie.

La quinine provoquait : urine écumeuse, urine répandant une forte odeur, sédiments urinaires très-volumineux, cristallins, et même évacuation de graviers ; coliques menstruelles.

THORAX, APPAREIL RESPIRATOIRE. La cinchonine et la quinine occasionnèrent : *Enrouement, chaleur dans la poitrine, toux grasse avec expectoration difficile, oppressive de la poitrine, pression sur le sternum*, et douleurs lancinantes dans la poitrine.

La cinchonine donne la sensation comme si la poitrine était creuse et vide.

La quinine était suivie d'accidents angineux.

DOS. La cinchonine et la quinine ont de commun : *Douleur*

à la pression sur les vertèbres dorsales, plus fortes cependant par la quinine; maux de reins.

La cinchonine détermine : roideur de la nuque, douleurs déchirantes et lancinantes dans le dos.

EXTRÉMITÉS. La cinchonine et la quinine provoquèrent : douleurs dans les extrémités, tiraillantes par la cinchonine, déchirantes par la quinine.

Tremblement des membres et œdème des pieds.

La cinchonine n'a de particulier que la douleur de brisure dans l'articulation de l'épaule.

La quinine a *ses phénomènes crampoïdes dans les extrémités, craquements dans les articulations.*

TÉGUMENTS EXTÉRIEURS. En tant qu'il est permis de tirer des expérimentations faites avec la cinchonine, expérimentations dont aucune n'a été endermatique, une conclusion relative à la sphère d'activité de cette substance, elle ne paraît exercer aucune action sur les téguments extérieurs, tandis que *l'action caustique locale de la quinine* se manifeste de la manière la plus évidente par les symptômes suivants : *Croûtes livides, humides, gangréneuses, à bords rouges, sécrétants de la sérosité, pus infect, formation de croûtes de gangrène, décubitus*, etc. Cependant il est vraisemblable que sous ce rapport aussi les deux médicaments ont de l'analogie.

ANESTHÉSIE. La cinchonine et la quinine ont de commun :

Abattement, tremblement dans les membres, somnolence, dégoût du travail, amaigrissement, *sommeil agité, plein de rêves, froid, chaleur, sueur* (en partie isolés, en partie consécutifs), *apparition typique des symptômes, pouls fréquent, rapide, anxiété et paresse.*

La cinchonine présente seule : cauchemar suivi de rêves lascifs et d'érections douloureuses, le pouls fut souvent petit, faible, facile à comprimer, même inégal, comme cela paraît avoir été le cas pendant l'expérimentation de la quinine.

La quinine donne lieu à : tristesse, découragement et abattement.

LOBELIA INFLATA.

Lobelia inflata. — *Lobélie enflée;* — *Indian tabacca;* — *Lobelien-kraut, Lobelskraut, aus geblasem, Lobelie;* — *Indischis taback.*

Syst. sexuel.; Cl. XIX, ord. v, d'après Linné; Cl. XVI, d'après Pursh; Cl. V, ord. ı, d'après le plus grand nombre de botanistes. — Syngénésie monogamie, L., ord. natur. : campana lacearum, sectio secunda, R. Brown, prodrom. lobeliaceæ. Juss. et Richard. *Ann. du mus.*, XVIII.

SOURCES.

Noack (A.), *Hygea, reitschr-furbesondero für specifische Heilkunst.* Carlsruhe, 1841, t. XV, p. 46.

Kermes (N. N.), ibid., proviseur à la pharmacie homœopatique de Leipzig, vingt-six ans, constitution nerveuse lymphatique.

Birkner, cand. en méd., ibid., vingt-trois ans, constitution venoso-scrofuleuse, taille moyenne, teint fleuri.

Moerz, ibid., D. med., vingt-neuf ans, stature petite, fort, fixe, roide, yeux bruns, cheveux noirs, teint jaune, tempérament mélancolique, sensibilité assez vive.

Laure Eckh, vingt et un ans, taille svelte, teint fleuri, yeux gris, cheveux bruns, humeur tranquille, concentrée, douce.

Piper (Otton), Dʳ à Dresden.

Bigelow, ibid., *Americ. med. botany.*, vol. I, part. II, p. 178.

WHITLAW (dans une lettre au rédacteur de la *Lancette*). Voy. *Floreip. notiz.*, 1833, vol. XXXVI, n° 22, p. 348.

CARTWRIGHT, *American journal of scienc. botan.*, 1836. — *Journal des connaissances médico-chirurgicales*, sept., 1837.

RANDALL, *Americ. med. botany.*, vol. I, part. II, p. 178.

CUTLER, *Tracher, dispensatory*, p. 267.— Bigelow, *Americ. med. bot.* — Cutler, *Mem. amer. acad.*, I, 484.

EBERLE, *Treatrise of the mat. med. and therapeutics.* — *Floriep. notizen*, 1824, vol. VI, n° 7, p. 109.

ELLIOTSON, *the Lancet*, juin 1832, mars 1833. — *Archiv. génér. de méd.*, 1833, IIᵉ série, t. II, p. 417.

BIDAULT DE VILLIERS, *Nouvelle Biblioth. méd.*, V, p. 226.

THOMSON, *Allg. hom. zeit.*, XV, p. 137.

PHÉNOMÉNOLOGIE.

MORAL. Agitation intérieure. Morz, trente gouttes, de suite après la prise.

Grand abattement et épuisement. Samuel Thomson.

Pressentiment de la mort et dypsnée. Thomson.

TÊTE. Affecte le cerveau. Charles Whitlaw.

5. Pesanteur dans la tête, toute la journée, avec lassitude dans le dos. Laure, Eckh ; 101.

Céphalalgie. Cutler, Eberle.

Léger mal de tête. Kermes, après vingt gouttes.

Léger mal de tête, surtout en montant l'escalier et dans le mouvement, envahissant principalement le vertex. Birkner, huit gouttes, le premier jour et seize gouttes.

Embarras de la tête, après le repas, augmentant le soir jusqu'à devenir une violente douleur pressive avec forte chaleur de la face. Birkner, quarante gouttes; le premier jour.

10. Léger *embarras de l'occiput*, s'étendant une demi-heure après, dans le front, et disparaissant bientôt complétement. Noack, quatre-vingts gouttes; après une demi-heure.

Tension légère dans l'occiput, le soir. Birkner, vingt gouttes; le quatrième jour.

Douleurs pressives dans l'occiput, au grand air, persistant jusqu'à midi. Birkner, quatre gouttes: le premier jour.

Pression dans l'occiput, disparaissant quand il se découvre la tête. Birkner, quarante gouttes; le deuxième jour.

Chaleur et mal de tête sourd par derrière, le soir. Birkner, vingt gouttes, le deuxième jour.

15. Tension sourde particulière dans le lit et chaleur de la face, le soir. Birkner, dix gouttes; le premier jour.

Céphalalgie avec léger vertige, quelquefois élancements fugaces dans les tempes. Kermes, après trente gouttes dans de l'eau, dix minutes après la prise, pendant plusieurs heures.

Vertige. Eberle-Cutler.

Perte de connaissance. Thomson, Cutler.

Étourdissement. Cartwright.

YEUX. 20. Ardeur dans les yeux. Eckh, après six gouttes; l'après-midi.

* Hémiopie (observé par Helbib, chez une femme qui avait des maux de dents pseudo-syphilitiques).

VISAGE. Chaleur de la face. Birkner, dix et quarante gouttes, le premier jour; 9-15.

Sueur au visage avec nausées. Moerz, trente gouttes.

BOUCHE. *Mucosité visqueuse dans le gosier*. Moerz, vingt gouttes, de suite après la prise.

25. *Afflux de salive dans la bouche*. Noack, soixante gouttes.

Fréquent afflux de salive très-liquide dans la bouche. Morz, trente gouttes, de suite après la prise.

Salivation très-copieuse. Bigelow, Whitlaw, Randall.

GORGE. *Grattement dans le gosier*. Moerz, Noack, Eckh, Kermes, Randall.

Grattement dans le gosier se changeant en une sensation de pression ou en malaise. Kermes, trente gouttes dans de l'eau, de suite après la prise, pendant trois à quatre minutes. Noack, cinquante et quatre-vingts gouttes, de suite après la prise, pendant dix minutes.

30. *Grattement dans le gosier, suivi bientôt de vomituritions, avec serrement et soulèvement dans le pharynx*. Piper,

après deux et quatre gouttes; pendant une demi-heure à trois heures; 51.

Ardeur dans le gosier se changeant en grattement. Noack, vingt gouttes; pendant douze minutes.

Grattement brûlant dans la gorge, depuis le voile antérieur du palais jusqu'au larynx, et occasionnant de fréquents renâclements à cause d'une accumulation plus copieuse de mucosités, plus douloureux pendant la déglutition. Moerz, vingt gouttes, de suite après la prise.

Ardeur et grattement, sécrétion plus abondante d'une salive visqueuse, malaise et éructations. Noack, cent gouttes.

Grattement dans la gorge, éructations et une sensation brûlante qui remonte de l'estomac. Birkner, dix gouttes, de suite après la dose.

35. *Sensation de sécheresse dans le pharynx et chaleur dans l'estomac.* Birkner, de suite, après huit et seize gouttes.

Ardeur dans la gorge, se changeant bientôt en une sensation de sécheresse, pendant toute la journée. Birkner, de suite après vingt gouttes.

État de sécheresse et grattement dans la gorge, qui ne diminue point en buvant et persiste pendant une heure, de suite en sortant de table. Birkner, dix gouttes; le premier jour.

Grattement et douleur d'excoriation dans la gorge, avec la sensation d'une constriction graduelle de l'œsophage, de bas en haut. Birkner, de suite après quarante gouttes.

Pression dans l'œsophage et le creux de l'estomac. Noack, cinq minutes après la prise de cent gouttes.

40. *Pression comme produite par un corps étranger ou une bouchée d'aliments, dans toute l'étendue de l'œsophage, plus forte en certains endroits, nommément au-dessous du larynx, d'où elle descend plus bas en causant une sensation de torsion et envahit tout à coup le creux de l'estomac seul. Le creux de l'estomac et la place au-dessous du larynx sont toujours les deux points extrêmes et les plus douloureux.* Noack, cinquante gouttes; 41, 62, 63.

Pression dans l'œsophage avec malaise, légères tranchées,

roulement dans le ventre et émission de vents très-puants.
Noack, quatre-vingts gouttes; le premier jour.

ESTOMAC. Goût brûlant, âcre, semblable à celui du tabac.
Bigelow.

Inappétence. Birkner, quarante gouttes ; le deuxième jour.

*Légères et fréquentes, éructations d'air avec afflux d'eau dans
la bouche.* Eckh, six gouttes; après un quart d'heure. Birkner,
quarante gouttes ; le premier jour. Noack, cinquante gouttes.
Moërz, cent gouttes.

45. *Fréquents et violents hoquets, vingt-quatre à trente fois
de suite, avec afflux copieux de salive dans la bouche.* Birkner,
quatre et huit gouttes. Moërz, quinze gouttes de suite.

Violent dégoût continuel avec horripilations et secouement
du haut du corps. Eberle. Cutler. Randall. Elliot. Moërz.

Lourd malaise et gémissements. Cutler. Thomson.

Malaise. Cutler, vingt minutes après deux cuillerées de la
teinture concentrée.

Malaise le matin, qui disparaît après une gorgée d'eau. Birkner, vingt gouttes ; le deuxième jour.

50. *Nausées avec sueur froide à la face.* Moërz, trente gouttes,
de suite; 23.

Fortes envies de vomir sans vomissement. Moërz, trente
gouttes ; 30.

Vomissement avec gémissement et malaise de longue durée.
Bigelow ; 47.

Vomissements depuis les plus légers jusqu'aux plus violents.
Eberle. Cartwright. Cutler. Randall. Thompson. Whitlaw.
Massachussets Repert.

Dégoût et mollesse dans l'estomac. Moërz, cinquante gouttes;
pendant une heure.

55. *Mollesse particulière avec sensation d'un mouvement
antipéristaltique de l'estomac, mais sans nausées.* Birkner,
quarante gouttes ; le deuxième jour, le matin.

Sensation pénible de faiblesse de l'estomac. Moërz, cent
gouttes.

Chaleur dans l'estomac. Birkner, quatre et dix gouttes; de
suite.

Soda et afflux d'eau à la bouche. Bikner, vingt gouttes; de suite.

Plénitude et pression dans la région de l'estomac, après le repas borborygmes et grouillements dans le ventre. Birkner, quarante gouttes ; le premier jour.

60. Pression dans l'estomac, quoiqu'il n'ait pas beaucoup mangé. Birkner, dix gouttes ; le premier jour.

* *Maux d'estomac.* Elliotson.

VENTRE. *Pression et serrement, comme une cheville dans le creux de l'estomac, traversant diamétralement le corps, jusqu'à la colonne épinière. Elle cesse quelquefois entièrement, mais reparaît toujours subitement avec une violence croissante et s'étend, depuis le creux de l'estomac à droite et à gauche, sur la paroi intérieure du thorax jusqu'au dos.* Noack, cinquante gouttes ; 40, 41, 63, 87, 98, 99.

Violente constriction douloureuse dans la région du cardia. Moërz, après vingt et trente gouttes; de suite, pendant cinq à huit minutes ; 40, 51, 62.

Pression dans le creux de l'estomac comme par un poids. Noack, cinquante gouttes.

65. *Forte douleur, pression dans le creux de l'estomac.* Birkner, vingt gouttes ; le premier jour.

Ballonnement du bas-ventre avec dyspnée. Kermes, vingt gouttes ; après un quart d'heure, trente gouttes dans de l'eau, pendant quinze à vingt minutes.

Abondante émission de vents avec léger gargouillement dans le ventre. Birkner, vingt gouttes ; le deuxième jour, toute la journée.

Léger tournoiement dans le ventre. Noack, cinquante gouttes.

Flatuosités avec gargouillements douloureux dans le ventre. Birkner, vingt gouttes ; le premier jour.

70. *Légers pincements dans le ventre, tournoiements, émission de vents puants, violentes éructations et malaise.* Noack, cent gouttes ; le premier jour.

Maux de ventre. Eberle. Cartwright.

Maux de ventre, plus violents après chaque repas. Eckh.

Tranchées et tiraillements dans l'abdomen. Eckh.

Maux de ventre et de tête, au retour d'une promenade, après le repas. Eckh.

75. SELLES. Selles *en bouillie*. Birkner et Kermes, vingt gouttes.

Purgation. Cartwright.

* Fréquentes selles diarrhéiques dans la journée avec tête fortement entreprise. Observé par Noack, chez une femme atteinte d'une cardialgie, après avoir pris quatre gouttes de la teinture concentrée en deux doses.

*Selle verte, molle. Observé par Noack, chez un jeune homme souffrant de pression à l'estomac, qui avait pris quatre gouttes de la teinture concentrée à doses réfractées.

URINE. *Besoin d'uriner et augmentation de la sécrétion des urines.* Noack, cinquante gouttes.

80. Sécrétion des urines accélérée. Noack, cinquante gouttes ; le premier jour.

Augmentation de la sécrétion des urines. Whitlaw. Kermes, de suite après la prise. Noack, cent gouttes ; le premier jour.

Fréquente émission des urines, même la nuit, et le lendemain. Kermes, vingt gouttes.

Diminution de la sécrétion des urines. Noack, cinquante gouttes ; le premier jour.

Urine avec énéorème peu dense, nuageuse. Birkner, douze et seize gouttes.

85. Urine se décomposant facilement et déposant un sédiment rose, avec de petits cristaux bruns, semblables à des glandes conglomérées. Noack.

PARTIES GÉNITALES. Lourdeur pénible des parties génitales. Piper, après seize et vingt gouttes, existant encore le lendemain matin au réveil.

ORGANES RESPIRATOIRES. *La lobélie*, à petites doses, *provoque l'expectoration.* Bidault de Villiers. Withlaw. Randall.

Légère titillation, en respirant profondément, dans la région de l'extrémité inférieure du sternum. Birkner, vingt gouttes ; le troisième jour.

Excitation à tousser. Kermes, vingt gouttes, cessant bientôt.

90 *Sensation de plénitude sur la poitrine avec respiration un peu courte, superficielle;* vingt-quatre inspirations par minute. Birkner, vingt gouttes ; le premier jour.

Oppressant, forçant à respirer profondément. Noack, cent gouttes ; le premier jour.

L'inspiration profonde cause un certain bien-être, en diminuant la douleur, pression dans le creux de l'estomac. Noack, cinquante gouttes ; 62.

Oppression et accélération de la respiration, avec la sensation comme si elle était insuffisante, d'où de temps en temps une inspiration profonde. Birkner, quarantes gouttes ; le premier jour, pendant deux heures seulement.

Respiration insuffisante. Birkner, quarante gouttes ; le deuxième jour.

95. *Grande difficulté à prendre la respiration.* Birkner, quarante gouttes ; le premier jour.

Dyspnée avec pressentiment de la mort. Thomson.

La respiration abdominale semble nulle ou moindre qu'à l'ordinaire. Birkner, après vingt et quarante gouttes; le premier jour.

* *Récidive des paroxysmes asthmatiques.* Ellioltson, après de fortes doses.

POITRINE. Sensation de tension non désagréable de la poitrine, à l'insertion du diaphragme, en tournant le tronc. Noack, cinquante gouttes.

100. Légères douleurs de poitrine, plus intenses à chaque inspiration profonde. Birkner, vingt gouttes; le deuxième jour.

Douleurs de poitrine au retour d'une promenade après le repas. Eckh.

Violentes douleurs de poitrine. Massachussets Repert., 40, 98, 99, 100.

Douleurs d'écorchure brûlante sous la poitrine droite vers le creux de l'estomac, à une petite place ; dans le mouvement rapide du corps, l'inspiration profonde, l'éternument, c'était une sensation comme si quelque chose était déplacé et revenait à sa place au milieu de douleurs. Douleur semblable dans le creux de l'estomac et le côté gauche. Eckh, quarante gouttes ; 40, 41, 62, 63, 64, 65.

Violente douleur térébrante à travers le dos sous l'épaule droite, partant de la place douloureuse et traversant le corps, plus violente dans le mouvement. La partie douloureuse est comme paralysée. Eckh.

105. *Térébration dans la poitrine droite, sur une petite place.* Eckh, quarante gouttes.

DOS. Lassitude dans le dos avec lourdeur de la tête, toute la journée. Eckh; 5.

Maux de reins. Eckh, demi-heure après la prise; 69.

Violente douleur de serrement dans la région iliaque postérieure gauche, supportant à peine le toucher et le mouvement. Piper, seize gouttes.

MEMBRES ABDOMINAUX. Violent déchirement dans le péroné, depuis le bas vers l'articulation du genou. Piper, seize gouttes.

110. Crampes dans les mollets, le matin au réveil, après un sommeil agité. Eckh.

Lassitude dans les jambes.

SYMPTOMES GÉNÉRAUX. *Violentes convulsions et mort.* Massachussets Repert.

Convulsions, au point que deux hommes devaient le tenir, et mort. Thomson.

* Douleurs lancinantes dans tout le corps jusque dans le bout du doigt et des orteils. Drury, après la troisième cuillerée de la teinture; 116.

115. Vésicules sur la peau. D'après quelques praticiens américains.

Fréquents bâillements et pandiculations. Moërz, trente gouttes.

Sensation de lassitude. Birkner, vingt gouttes; le deuxième jour.

Lassitude extraordinaire. Piper.

Faiblesse persistante. Whitlaw.

120. Épuisement. Eberle.

Sentiment de force, inconnu depuis des années, après un

vomissement modéré et des élancements à travers tout le corps jusque dans les orteils et les doigts, de peu de durée. Cutler, trente minutes après la troisième cuillerée de teinture. 109.

Narcose. Éberle. Whitlaw.

Tremblement de tout le corps. Culter. Éberle.

Tremblement des membres. Whitlaw.

SOMMEIL. 125. Sommeil agité, plein de rêves. Eckh.

Sommeil agité avec rêves anxieux. Eckh.

Rêves pénibles. Moërz, dix gouttes.

Beaucoup de rêves sans s'éveiller. Moërz.

FIÈVRE. Froid dans tout le corps. Eckh, six gouttes; de suite.

130. Chaleur et disposition à transpirer, surtout au visage. Birkner, vingt gouttes ; le premier jour.

Disposition à transpirer. Birkner, vingt gouttes; le deuxième jour.

Transpiration plus abondante et sueur. Éberle. Massachussets Repert.

Violente sueur nocturne. Thomson.

Sueur froide. Whitlaw.

135. Pouls accéléré. Birkner, quarante gouttes; le premier jour.

Pouls plus fréquent et plus mou que d'ordinaire, le soir. Birkner, vingt gouttes; le premier jour.

Pouls lent. Noack, cinquante et quatre-vingts gouttes; le premier jour.

SYMPTÔMES PAR GROUPES

1.

Céphalalgie, vertige, tremblement de tout le corps, dégoût, vomissements. Cutler. Éberle.

2.

Céphalalgie avec léger vertige, quelquefois élancements fugaces dans les tempes, grattement dans la gorge, ballonnement du ventre avec accélération de la respiration, selles molles, augmentation de la sécrétion des urines, excitation à tousser. Kermes.

3.

Léger vomissement et une sensation de lancination dans tout le corps jusque dans le bout des doigts et des orteils. Drury.

4.

Vomissements, purgations, maux de ventre et étourdissements. Cartwright.

5.

Grand malaise, violents vomissements, douleurs à la poitrine, sueur forte et continuelle, abattement, perte de connaissance, violentes convulsions, mort. Thomson. Massachussets Repert.

6.

Fréquent dégoût, vomissement et salivation copieuse. Bigelow. Whitlaw. Randall.

7.

Grattement dans le gosier, éructation légère, tranchées dans le ventre, tiraillement dans le bas-ventre, sommeil agité, plein de rêves. Eckh.

8.

Lourdeur continuelle dans la tête, ardeur dans les yeux, grattement dans le gosier, douleurs de ventre et maux lombaires, douleurs dans la poitrine, lassitude dans le dos et les jambes, frissonnement dans tout le corps, sommeil agité, crampes dans les mollets, le matin, au réveil. Eckh.

9.

Douleurs pressives dans l'occiput pendant le mouvement, en montant l'escalier, embarras de la tête au grand air, surtout dans la région du vertex, chaleur de la face et tension sourde dans la tête, grattement dans la gorge, sensation de sécheresse dans le gosier, qui ne diminue pas en buvant, hoquet, éructations, soda, chaleur dans l'estomac, pression dans

l'estomac, même après avoir pris une petite quantité d'aliments, oppression dans la poitrine, qui oblige à faire des
inspirations profondes. Birkner.

10.

Malaise, disparaissant après une gorgée d'eau, léger gargouillement dans le ventre, et abondante émissiou de vents,
titillation daus la région de l'appendice xyphoïde, légère douleur dans la poitrine, plus forte en inspirant profondément,
chaleur vers le soir, et céphalalgie sourde, disposition à suer
et pouls fréquent. Birkner.

11.

Ardeur et sensation de sécheresse dans la gorge, soda, forte
douleur pressive dans le creux de l'estomac, gargouillements
douloureux dans le ventre et émission abondante de flatuosités,
selle molle, oppression dans la poitrine avec respiration courte,
superficielle, diminution de la respiration abdominale, chaleur et tendance à transpirer, surtout à la face. Birkner.

12.

Embarras de l'occiput et du front, ardeur et grattement dans
le gosier, afflux de salive dans la bouche, malaise avec éructations, quelquefois très-violente pression dans le gosier, dans
l'œsophage et le creux de l'estomac, légers pincements dans le
ventre, circulation dans le ventre, émission de flatuosité très-
puantes. Noack.

13.

Grattement dans le gosier ; fréquent afflux de salive très-
liquide dans la bouche, fréquentes éructations d'air, torsion
douloureuse à l'orifice de l'estomac, mollesse dans l'estomac,
sensation douloureuse de faiblesse dans l'estomac, horripilation
de dégoût, nausées subites avec sueur presque froide à la
tête et surtout à la face, fortes envies de vomir, fréquents
et violents hoquets, excitation fréquente à détacher de la gorge
par un renaclement la mucosité visqueuse qui s'y accumule en
quantité. Moerz.

14.

Grattement dans la gorge, intense, brûlant, depuis le voile antérieur du palais jusqu'au larynx ; torsion douloureuse dans la région du cardia ; fréquent renaclement d'une mucosité visqueuse, amassée dans la gorge ; rêves pénibles. Moerz.

15.

Pression dans l'occiput ; mollesse et mouvement antipéristaltique sensible de l'estomac, sans envies de vomir ; inappétence ; respiration accélérée, insuffisante. Birkner.

16.

Grattement et douleur d'écorchure dans la gorge avec sensation d'une constriction successive de l'œsophage de bas en haut ; fréquentes éructations avec afflux d'eau dans la bouche ; plénitude et pression dans la région de l'estomac, et après le repas gargouillement dans le ventre ; oppression de la respiration ; respiration accélérée, insuffisante, forçant à respirer profondément ; diminution de la respiration abdominale ; embarras de la tête, allant le soir jusqu'à une violente céphalalgie pressive, avec chaleur considérable de la face et pouls accéléré. Birkner.

17.

Maux de ventre et de reins ; douleur de poitrine, se changeant plus tard en térébration, à une petite place sous la poitrine droite, plus forte dans le mouvement rapide du corps, en respirant profondément et en éternuant, à peu près comme si quelque chose était déplacé et revenait à sa place au milieu de douleurs, s'étendant peu à peu vers le creux de l'estomac et le côté gauche, cessant quelquefois pour reparaître avec une nouvelle violence, puis passant, comme une cheville, à travers la poitrine jusque dans le dos, avec sensation de paralysie de la partie douloureuse. Eckh.

18.

Grattement et ardeur dans le gosier ; légère éructation d'air ; malaise pour vomir ; pression dans toute l'étendue de l'œsophage, comme par un corps étranger ou d'une bouchée trop grande, plus violente immédiatement au-dessous du larynx et dans le creux de l'estomac; sensation d'une cheville dans le creux de l'estomac, traversant le corps jusqu'au dos, cessant quelquefois, mais pour reparaître et s'étendant depuis le creux de l'estomac, le long des deux côtés de la paroi intérieure du thorax, jusque dans le dos ; léger tournoiement dans le ventre; augmentation de la sécrétion urinaire; urine se décomposant facilement et formant un dépôt rose avec de petits cristaux bruns; pouls lent. Noack.

19.

Grattement dans le gosier; vomituritions, serrement et soulèvement du larynx; violent déchirement dans les péronés, s'étendant depuis le bas vers l'articulation du genou ; violente douleur de serrement dans la région iliaque postérieure gauche, supportant à peine le toucher et le mouvement; lassitude inaccoutumée ; lourdeur pénible des parties génitales. Piper.

TABLE

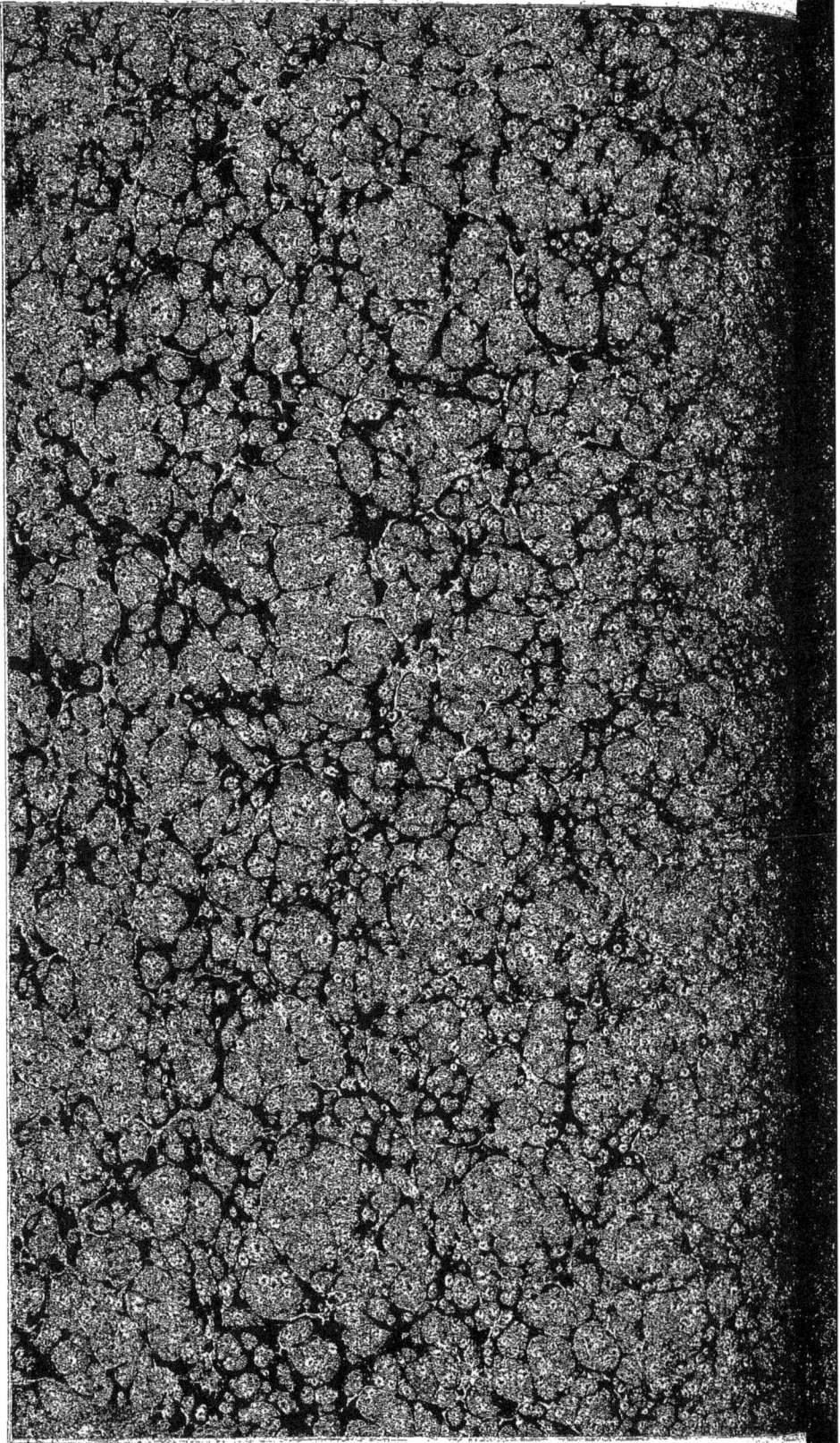

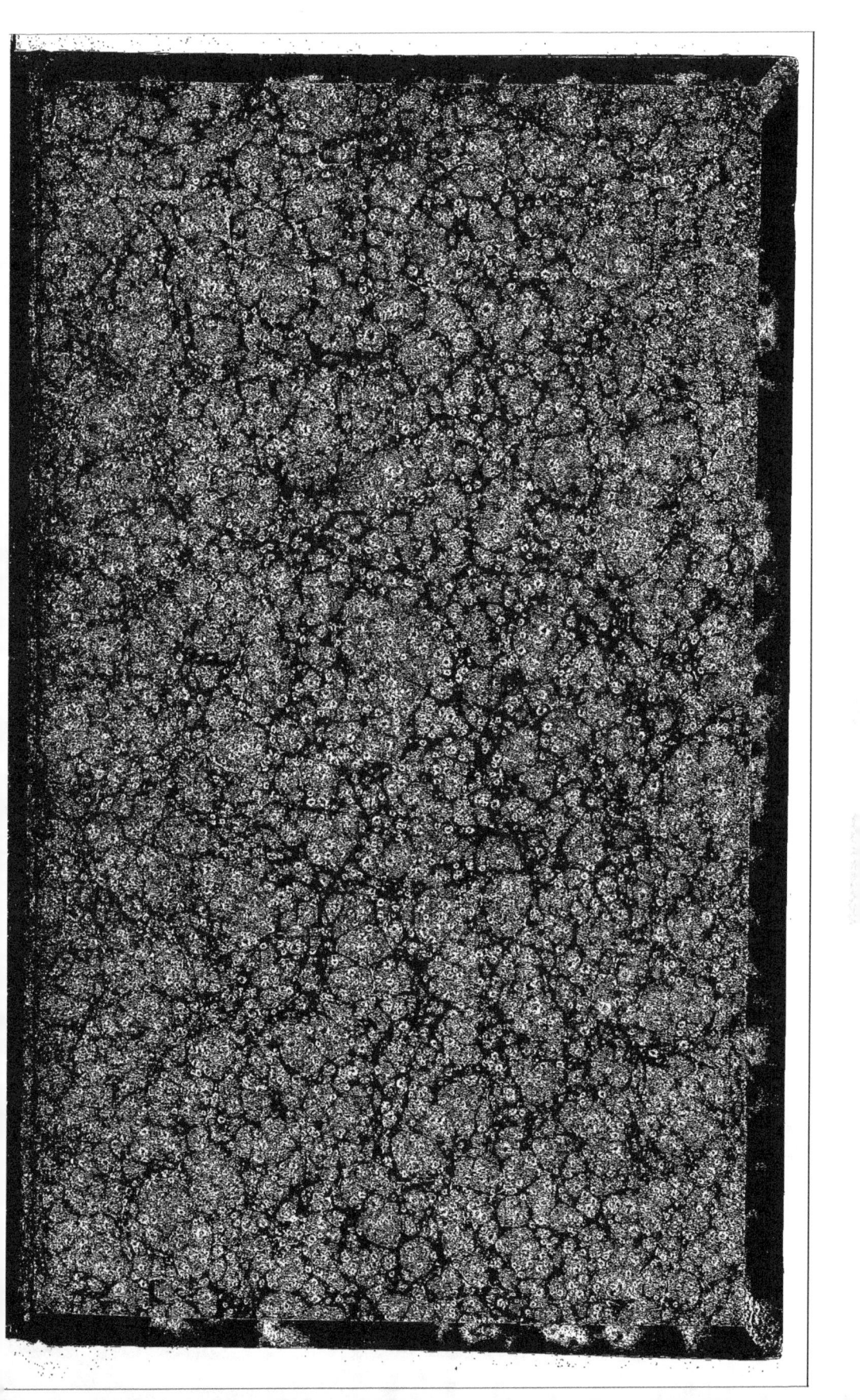

www.ingramcontent.com/pod-product-compliance
Lightning Source LLC
Chambersburg PA
CBHW060343200326

41519CB00011BA/2023